沈みゆく大国 アメリカ

〈逃げ切れ！　日本の医療〉

堤 未果
Tsutsumi Mika

a pilot of wisdom

目次

「国民皆保険は邪魔だからなくせ！」（by アメリカ）
TPPより怖いT-iSAって何？
高い薬価は仕方ない？
お年寄りは早く死んでね（後期高齢者医療制度）
給料安くて介護職員が辞める？　じゃあ外国人で！

第二章　（株）アメリカに学ぶ、大衆のだまし方

「オバマケアが成立したのはアメリカ国民が馬鹿だから」（by MIT教授）
アカデミズムの権威を味方につけよ
「欠陥保険を売るだけの簡単なお仕事です！」
法案は三〇〇〇ページ！（注・誰も読み切れません）
国が買うから遠慮は無用！　薬の値段はどんどんあげろ！
有名医療サイトを真っ先に買収せよ！
芸能人とコメディアン、連ドラですりこめ！

図版作成／今井秀之

＊本文中の肩書きは、基本的に取材当時のもの。
敬称は略している場合もある。

序章　「臨終」の格差

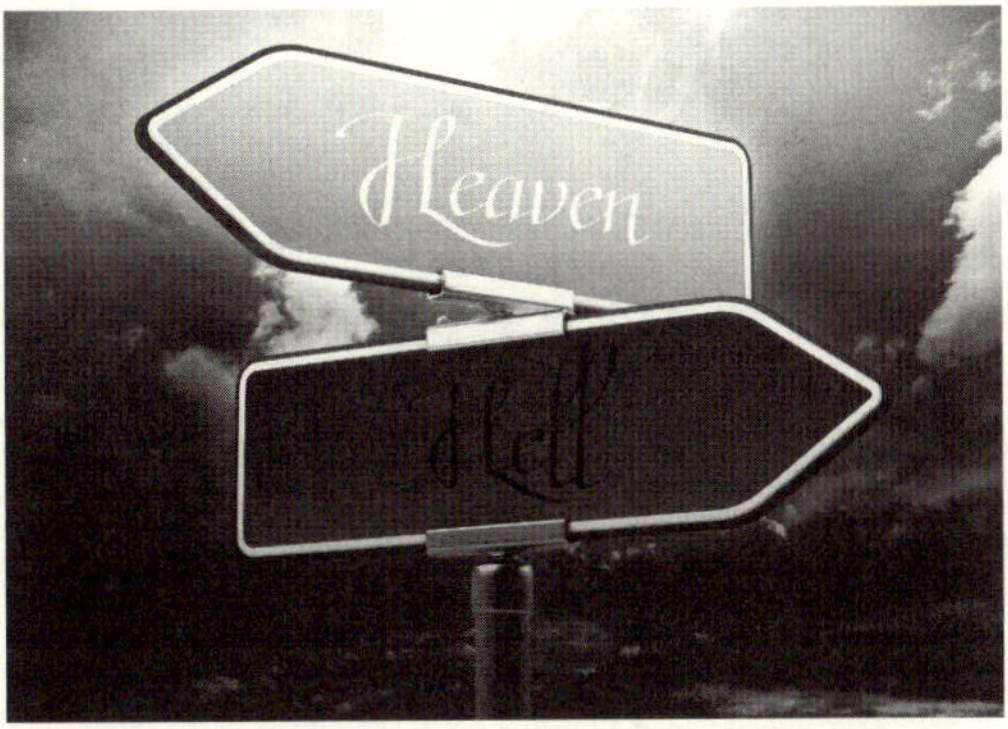

写真：Alamy ／アフロ

老人天国 VS 老人地獄

レイチェルの朝はコーヒーの香りとともに始まる。

六時ごろ起きてまずは目覚めのコーヒーを一杯、それから施設の庭に出て、杖《つえ》をつきながらゆっくりと歩く。

カリフォルニアの温かい気候は、レイチェルのように関節炎を抱える高齢者にはありがたい。ひとしきり散歩した後で部屋に戻り、２ＬＤＫの部屋についたキチネット（簡易キッチン）に立って今度は簡単な朝食を作る。施設は三食つきで、普段は膝が痛むため食堂で友達と一緒に食べるのだが、たまにこうやって簡単な料理をすると、気持ちがしゃんとしてくるのだ。

施設の庭で育てているとりたての新鮮野菜で作ったサラダとベーコンエッグ、そしてミルクをたっぷり入れたカフェオレをゆっくりと飲む。

午前中は施設が主催する美術館ツアーに参加、昼は施設に戻って食堂で軽いチーズサンドイッチとスープのランチをとる。明るい日射しがたっぷり差し込む食堂のテーブルにはカラフルなメニュー表がおいてあり、食事の時間も午前一一時から午後二時まで自由に選べるよう幅広く設定されているのが特徴だ。食堂の壁には施設のモットーが額に入れて飾られている。

「私たちは入居者の尊厳を最大限大切にしながら、愛情と共感をこめたプロフェッショナルサービスを提供します」

午後は自分の部屋に戻り、図書室で借りた小説の続きを読むのがレイチェルのお気に入りの過ごし方だった。ソファーと調度品を自宅から持ってきているので、慣れ親しんだ環境でゆっくりとくつろげるからだ。

午後三時になると、ヘルパーのローザがやってきて車椅子に乗せてくれ、再び庭に出てゆく。施設の庭に咲き始めたクロッカスやパンジーを眺めながら、来月施設で行われる「車椅子ダンス大会」に着てゆく衣装についてあれこれおしゃべりしていると、あっという間に日が暮れてしまう。

今夜の夕食はポークチョップ、去年亡くなった夫が大好きだったメニューだ。

夫のサムは六六歳の時、脳梗塞で倒れ、一年間寝たきり生活を送った後、自宅で家族に看取《みと》られて死んだ。

あの時雇った看護師のベッツィーには、本当に助けられたと思う。

優秀で辛抱強いベッツィー・カミンスキー。四五歳のポーランド系移民で、透き通るような肌と褐色の巻き毛を持っていた。口数は少なかったが、笑うと片頬にえくぼができて、それが彼女を親しみやすくみせていた。

彼女が週七日うちに来て、夫の入浴と食事、排泄《はいせつ》の面倒と家の中の雑務をこなしてくれたおかげで、私は介護に煩わされることなく、夫と二人、残された最後の時間を有意義に使うことができた。ベッツィーは時々、その器用な指先で私の髪をまとめると、庭から摘んできたカメリアの花をさして、優しい口調でこういったものだ。

「ほら、素敵になりましたよ。旦那さまも喜びますね」

会社経営で忙しかった夫は、帰宅した時に妻が身なりを美しく整えていないとすぐ機嫌が悪くなる人だった。最後の三か月は半身麻痺《まひ》で話すのもままならなかったものの、髪に花を飾ったレイチェルが部屋のドアを開けると、言葉は出ずとも、目元がうっすらと微笑《ほほえ》

アメリカの訪問介護プランメニューの一例

	ライトコース	フレキシブルコース	安心コース
プラン名	～まだまだ若いぞ！というあなたへ～	～プライバシーを大切にしながら柔軟なケアを！～	～プロの手を借りながら安心シルバーライフを満喫！～
料金	4時間×週2回 **$550** / month （5万5千円／月）	4時間×週3回 **$1,500** / month （15万円／月）	7時間×週5回 **$4,000** / month （40万円／月）
内容	・話し相手 ・美味しい食事 ・家事（簡単な家事限定） ・レストランや歯医者の予約とり ・運動補助 ・買い物	・風呂、トイレ、着替え補助 ・食事作り（要望があった時のみ） ・室内の安全チェック ・薬の数を数える＋投薬時間チェック ・軽度認知症サポート	・認知症サポート ・看護師資格保持者による終末期ケア ・傷手当、術後ケアなど ・特別介護（要望に応じて）

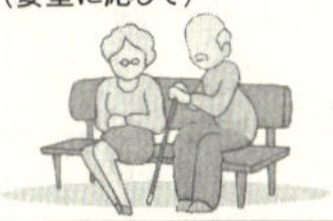

©堤未果オフィス

むのだ。

二人の娘たちも、忙しいなか子どもをつれて毎週会いに来てくれた。

自分の慣れ親しんだ家の中で、妻と娘たちと三人の孫に囲まれたサムの最期《さいご》は幸せだった、とレイチェルは思う。

何よりもベッツィーの存在が、夫を看取る私たち家族の絆《きずな》をいっそう強めてくれたのだ。サムが天に召された時、ベッツィーは泣きながら私を抱きしめ、こう言った。

「奥様、どうか気を落とさずに。何か私にできることがあればいつでもご連絡くださいね」

もちろんそのつもりだった。レイチェルの中では、自分がこの先動けなくなった時、住み慣れた自宅でベッツィーの世話になりながら最期を迎える青写真がすでにできている。

夫が寝たきりになった時、訪問看護師であるベッツィーには、通常一日七時間、週五日で月四〇〇〇ドル（四〇万円）のところを、無理を言って六五〇〇ドル（六五万円）払い、週七日毎日来てもらっていた。本当に払っただけの価値はあったと思う。

公的介護保険のないアメリカでは、六五歳を過ぎた高齢者が、医療費や介護サービスも含めて必要な資金は、インフレを考慮すると一五〇万ドル（一億五〇〇〇万円）だと言われている。最後まで自尊心を保ち、夫婦や家族の関係を保ちながら死ぬための費用ともいえるだろう。

夫のいない自宅は広すぎてさびしい。友人の紹介で入居したオックスナードのこの介護ケア付き施設は、入居金三八万ドル（三八〇〇万円）で月額六〇〇〇ドル（六〇万円）だが、評判どおり本当に快適だ。

八〇人の入居者は、それぞれゆったりとした個室を持ち、行き届いたサービスには定評がある。糖尿病や認知症などが重篤な段階に進んだ場合は退去しなければならず、入居者の平均滞在期間は三年から五年だという。

その後は認知症ケアがついている毎月九〇〇〇ドル（九〇万円）の老人ホームに入ることを勧められるが、レイチェルはベッツィーをもう一度雇い、最後まで自宅で世話をしてもらうつもりでいた。

先日雑誌で読んだ記事によると、世間では親の介護はほとんど女性が行うという。弁護士や医者のような堅い仕事について熱心に働き、一〇〇万ドル（一億円）稼いだとしても、親が数年間寝たきりになったらあっという間に無一文になってしまう。介護疲れから鬱になる女性も急増しているらしい。ましてや子育てと介護の期間が重なったりしたら、最悪だろう。

娘たちは二人とも、努力して弁護士になった。せっかく自由の国アメリカに生まれたのだから、自立した女性の生き方をさせてやりたい。レイチェルは娘たちが生まれた時から、そう心に決めていた。

そして自分は誰にも迷惑をかけず、自分の好きな場所で、クリスチャンらしく尊厳を持って、穏やかな最期を迎えるのだ。

だがその頃肝心のベッツィーは、アーカンソー州の老人ホームで変死した母親をめぐり、裁判の真っ最中だった。

＊

ベッツィーは言う。

「最後に自宅を出た時、母はとても元気そうでした」

「七八歳ですが背中はまっすぐだし、父が死んだ後もしばらくは近くの高校の食堂で働いていましたから頭もシャープ、暇さえあればクロスワードパズルをやっていたんです。でも二年前にシャワー室で転倒して背中をひどく痛めてから、一人で日常生活を送るのが難しくなってしまったのです。心臓に不整脈も出ており、そちらも心配でした」

だがカリフォルニアに住むベッツィーが仕事を辞めて、母ハンナの住むアーカンソー州に移り、フルタイムで介護をするのは現実的に無理だ。

ベッツィーはその地域で母が入居できそうな老人ホームを探した。ベッツィーと兄が二人で出しあう費用で賄えるような施設はどこも空きがなく、やっとみつかったのが、ジャクソンビルにある、全米五〇〇か所以上に施設を持つ、B社傘下の国内最大規模大型チェーン老人ホームだった。

部屋はバス、トイレ付き。ケーブルテレビが引かれており、キチネットも付いている。月額費用の二〇〇〇ドル（二〇万円）には、年間所得が一万五〇〇〇ドル（一五〇万円）以下であることで州のメディケイド（低所得者用公的医療保障）が適用され、足りないぶんはベッツィーたちが補塡《ほてん》した。

私たちは本当にラッキーだった、とベッツィーは神に感謝した。アメリカではメディケイドを受給するほど低所得ではないために老人ホームの費用が払えず自宅介護をするケースが非常に多いからだ。

ほとんどは娘か女きょうだいか息子の嫁が、仕事を犠牲にして引き受けることになる。幼馴染みのリンダの父親は、自宅で娘たちが交代で介護していたが、糖尿病を悪化させた時から家の中は地獄絵図になったという。

アメリカで人工透析は「贅沢品《ぜいたくひん》」だからだ。七割以上を投資家ファンドが所有している民間の透析センターの費用は高額で富裕層にしか払えない。糖尿病が重症化した一般国民の多くは、筆舌に尽くし難い苦しみを味わって死ぬという。リンダの父親も、壊死した足の先が腐って落ちた後、苦しみながら死んでいった。

アメリカの高齢者・障害者用公的医療保険である「メディケア」では介護費用は短い期間しか払われない。だから大半の高齢者は、不動産や貯金などすべての資産を手放して施設に入る。

ベッツィーはふと不安になった。

少し前に社会保障庁から届いた手紙によると、彼女自身が六七歳になった時の年金支給予想額は月一四〇〇ドル（一四万円）、年四パーセントの物価上昇を計算すると現在で七〇〇ドル（七万円）の価値しかない。食費と光熱費を払うのが精いっぱいだろう。だが医療保険料や医療費などは年々あがり、大病にかかったら一巻の終わりになる。

「私と兄は、母が少しでも快適に過ごせるよう、母の狭い個室を家族の写真や母の好きな花で飾りました。長くいるのなら、リラックスできるほうがいいと思ったからです」

だがハンナの環境は、ベッツィーたちの願いとは、まったく逆の方向に進んでゆく。

その翌月、ベッツィーが面会にいくと、母の髪はぼさぼさで、身体からは明らかに何日も洗っていないようなすえた臭いがしていた。

入居パンフレットには毎日の入浴サービスのことがちゃんと書いてあったはずだ。

ベッツィーが介護スタッフをつかまえて文句を言うと、その中年の女性はいらだった口調でこう答えた。

「すみませんね、手が空いたらすぐやりますから。何せ人が足りないのにやることがぎっしりで、わかるでしょう?」

施設は巨大だったが、ここでは四、五〇人の入居者を数人の介護スタッフが見ているのだ。同業者であるベッツィーは、それ以上文句を言うことができなかった。それまでも面会に来るたびに、介護スタッフたちがばたばたと動き回るなか、放置されている入居者たちの姿を見るのはいたたまれなかった。一度、粗相をして車椅子の下の床に水たまりを作ったまま顔を真っ赤にして泣いている高齢男性の姿を見ていられず、母の部屋からタオルを持って行って渡したこともあった。

その二週間後、今度は母親の様子がおかしくなった。ベッドに横たわり、話しかけてもまったく反応せず、呆《ほう》けたように天井をみつめている。

驚いて介護スタッフを呼ぶと、「疲れているのでしょう。よくあることです。医師に連絡しておきます」と言う。

嫌な胸のざわつきを感じながら、必ず医師を呼ぶよう念押しして施設を後にしたが、すぐにその予感は的中した。ベッツィーが去った後、誰も医師に連絡などしなかったのだ。その日の夜中、ハンナは突然発作を起こし錯乱状態になった。

他の入居者が起きてしまわないよう、介護スタッフたちは二人がかりでハンナの身体を抑えこんだ。

翌朝、ハンナはベッドの上で意識不明の状態で見つかり、そのままER（救急救命室）に運ばれる。

駆けつけたベッツィーは医師から、ハンナの体内から通常の三倍のジゴキシン（不整脈の薬。大量投与すると危険）が検出されたことを聞かされた。

ハンナはそれから約一週間苦しむと、八日目に息を引き取った。

怒りとショックで施設を訴える決心をしたベッツィーは、弁護士から驚愕の事実を聞かされる。B社の老人ホームがこの手の死亡・虐待事件を起こして訴えられるのはこれが初めてではなかったことを。

五八歳の男性入居者は、無資格の看護師が外れた経鼻栄養チューブを乱暴に入れ直したため、胃壁が破裂して死亡。下半身麻痺の六〇代女性入居者は、日に三回食事を食べさせてもらえているはずが、朝ベッドの中で死亡しているのが見つかった時には体重が八〇ポンド（三六キロ）しかなかったという。

傷口が化膿してウジがわいたまま、自室のリクライニングチェアで死んだ七〇代入居者もいる。ベッドから椅子に移される時、やはり無資格の看護師が誤って床に落とし大腿骨を骨折した入居者は、そのまま寝たきりになって死亡した。

遺族からたびたび訴えられ、行政からチェックが入り注意勧告を受けているが、施設側にはどうも、本気で改善する気配はないらしい。

そしてこの手の話は、いま全米のあちこちから聞こえてくるのだ。ベッツィーの住むカリフォルニアでも、老人ホームの三分の一で死亡・致死レベルの事件が起きている。

「そこまでひどい状況は、何が引き起こしているのでしょう？」

ベッツィーの訴訟を担当した弁護士のエリック・ライシュに聞くと、こんな答えが返ってきた。

「一番大きな原因は人件費の削減です。

Ｂ社のような投資家所有型の大型チェーン老人ホームの最大の特徴は、介護スタッフの数がぎりぎりかそれ以下に抑えられていることです。しかも時給は平均五・五ドル（五五〇円）で、最低賃金以下で膨大な業務量をあてがわれている。一晩で五〇人の高齢者をたった一人の介護スタッフがみるなど日常茶飯事ですよ。物理的に目が行き届かず、しょっちゅう不幸な事故が起きる。投資家ファンドが所有する老人ホームは、非営利や個人経営施設と比べてこうしたクレームの数が群を抜いているんです。

その一方で、収益と成長率もすごいですよ。

株主たちは政府から入ってくるメディケイドやメディケアの交付金と利用者からの利用料で、がっぽりと儲《もう》けていますからね」

「そんな実態が暴露された後も、営業停止にならないのでしょうか？」

「それが、行政もこの業界には甘いのです。ジャクソンビルのようなケースが、それこそこの国のあちこちで起きているのに。まあ訴えるのは一握りで、ほとんどは泣き寝入りしますけどね。役人たちもそれをわかっているから、注意勧告はしても実質野放しですよ」

「なぜこの業界がそんなに優遇されているのですか?」

「金ですよ」

エリックは吐き捨てるように言う。

「老人医療と介護産業は恐ろしく儲かるビジネスです。この国の納税者の金を吸い上げながら、モンスターのように急成長している。それで儲けた金で、地域の政治家を買収する。この地域ではビル・クリントン元大統領が州知事時代に一〇万ドル(一〇〇〇万円)の献金を受け取って、老人ホームに無担保融資する法律を通したことで有名です。

もちろん民主党だけじゃない、共和党にもたっぷりと握らせるんです。なにせ現場は介護スタッフの人数からして、違法ぎりぎりかそれ以下ですからね。

さらに投資家所有の場合、所有形態が複雑で、遺族が訴えても組織全体に勝訴することが非常に難しい。公的な介護施設の場合は、安全性関連の書類や他の行政書類をみれば一発でわかるんですがね。誰が施設を管理しているか公開する義務がありますから。

まさにこの業界は、七〇年代の石油、八〇年代の製薬と同じで、コーポラティズム(政治と業界の癒着)のさきがけといえるでしょう」

「寡占化で巨大化し、政治を支配してしまった?」
「そのとおりです。老人介護業界は、営利企業が公的サービスを飲みこんでしまうとどうなるかを、半世紀にわたって証明したといえるでしょう。〝肥大した欲〟が一つの社会を破壊してゆくモデルケースなのです」

世界最速で高齢化する日本は、投資家たちのドリームランド

アメリカで民間老人ホームの建設が加速したのは、一九六五年にさかのぼる。ジョンソン大統領が、アメリカの高齢者と障害者のためにメディケア、貧困層のためにメディケイドという公的医療保障を法制化したのがきっかけだ。建設から設備投資、施設内でのサービスから介護関連機器、備品まで、すべて民間施設は政府補助が受給できるようになった。

あっという間に民間老人ホームが乱立し、それが頭打ちになる頃に登場したのが、巨大な利権のにおいをかぎつけた、ウォール街の銀行と投資家たちだった。

彼らのバックアップを受けたグローバル企業が次々に民間老人ホームを買収、介護機器や備品など、関連企業とともにどんどん傘下に入れてゆく。

海の中で大魚が小魚を飲みこんでゆくように、「ビジネス版食物連鎖」によって寡占化した業界に、今度は不動産ベンチャーが参入、こうしてアメリカ国内に、政府の高齢者福祉予算の二割を毎年吸い上げる、コングロマリット支配の「老人ホーム大帝国」が誕生したのだった。

マンハッタン在住のファイナンシャルプランナー、ウィリアム・ミラーは、老人ホームプロジェクトは投資先として間違いなしだと、太鼓判を押す。

「老人ホームは、海外からの投資先としては非常に有望ですよ。アメリカでいま四〇〇〇万人いる高齢者が、二〇二〇年には六〇〇〇万人まで増加するのをご存じですか?

これはつまり、質の高いサービスを提供する民間老人用施設への需要が飛躍的にのびるということ。いま、全米のあちこちで建設されている、介護施設の不動産リート（投資信託）なんか最高におすすめですよ。

老人介護施設の入居率は今や九割以上、その入居料収入だけで投資初年度から安定した配当収入を得ることができる。ひと口三万ドル（三〇〇万円）からで、最初の五年は年間六パーセントの配当収入が年に二回受け取れます。

大体五年で施設は売却しますので、その際は一〇パーセントから一五パーセントもの利益を受け取れる計算になりますよ。安定した資産構築に、老人ホーム投資プロジェクトはいかがですか？」

「どうやって利益をあげているんです？」

「ああ、昔からの手法ですよ。大手投資銀行のハンブレクト・アンド・クイスト社が投資家セミナーで説明した内容とおなじです。大型チェーン老人ホーム投資をロケット級に成長させる三つのポイントは、スタッフ削減、給与削減、それと入居者の回転率を速めること。これしかないでしょう」

「警察と結託して厳罰化をすすめ、囚人を定員以上につめこむ民間刑務所リートを思い出しますね」

ミラーは明るい表情で、悪びれずに大きくうなずいた。

「そのとおりです、よくご存じですね。その二つの商品の違いは、回転率の上げ方なんです。囚人たちは服役中、部屋代や備品代を請求されたうえに、外の大企業に時給二〇セント（二〇円）で働かされるから、出所しても借金が返せずにすぐまた戻ってきてくれる。

老人はね、一度入居したらほとんど出ることはありません。でもラッキーなことにいまはどこも高齢化社会だ。おまけにオバマケア（オバマ大統領の民間皆保険制度）はその財源として、今後一〇年で高齢者医療費を五七五〇億ドル（五七兆五〇〇〇億円）削減し、老人ホーム費用を補助するメディケイドを拡大してくれる。

医療と介護は、需要が拡大しても価格が下がらないという、投資家にとっては大変有望な領域です。

これからベビーブーマーたちが、爆発的に民間老人ホームの需要を押し上げてくれる。その間にこちらはしっかりと稼がせてもらうというわけですよ」

「アメリカで年を取るのはいばらの道、というわけですね」

ため息をつく私に、ミラーはにっこり笑って首を振る。

「そんなことないですよ。老後の資金を蓄えるための、しっかりした投資計画さえあれば怖がることはありません。

それに今や高齢化は全世界のトレンドだ。アメリカで大成功している医療・介護系コングロマリットや投資家たちは、すでに外へ外へと市場を拡大しています。

急激に中流層が増えて平均寿命が延びている新興国のブラジルやインド、二〇一二年にアメリカとのＦＴＡ（自由貿易協定）が発効した韓国、そして何といっても次の市場として最有望なのは、あなたの国、日本ですよ」

「日本は国民皆保険と、高齢者用の社会保険システムがあります。そう簡単に入れるとは思いませんが」

するとミラーは意外なことを聞いたように、眉をあげた。

「えっ？　でも参入するのはもう難しくないはずですよ。

公的医療については、一九八〇年代から日米間で段階的に切り崩されてきているし、ガン保険なんかはアメリカ系保険会社がしっかり押さえましたよね？　混合診療や、医療と介護を合わせた施設の大型チェーン化は、近いうちに特区で大きく解禁されるし、そこに二〇一四年に上場した〈ヘルスケアリート〉（大型医療施設の投資信託）が入ってゆく。これは三年で一〇倍の一〇〇〇億円規模になると見込まれている。高齢者の生活は今やれっきとした〈優良投資商品〉です。景気に左右されない、手堅い商品だ」

「日本では医療法人を株式会社が運営することは違法ですよ」

「今はまだね」とミラーは涼しい表情だ。

「でもこれからは、手始めにヘルスケアリートという形で、事実上の経営に参加できる。医療機関に介護施設、老人ホームに透析センター、まあざっと六〇兆円の市場規模ですね。

韓国と同じパターンになるんじゃないかな、あそこも皆保険があったけど、特区のおかげでどんどん崩れたところに、アメリカ系の民間保険会社がしっかり入れましたからね。大丈夫、着々と準備は進んでいます。世界最速で高齢化する日本は、投資家たちにとってドリームランドになるでしょう。どうですか、あなたも一口?」

第一章

オバマもびっくり！こんなにアメリカ化していた日本医療

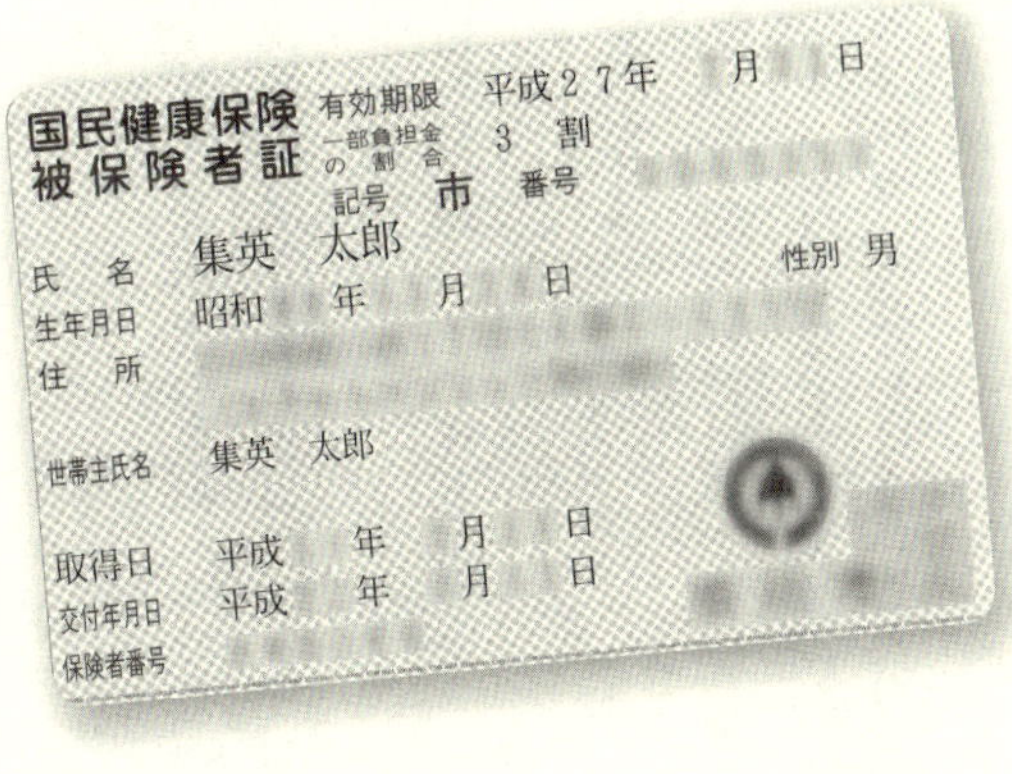
国民健康保険
被保険者証
有効期限 平成27年 月 日
一部負担金の割合 3 割
記号 市 番号
氏名 集英 太郎
性別 男
生年月日 昭和 年 月 日
住所
世帯主氏名 集英 太郎
取得日 平成 年 月 日
交付年月日 平成 年 月 日
保険者番号

「国民皆保険」を知らない日本人

前章でミラー氏が熱く力説した、「医療・介護コングロマリット」が次の市場として大きな期待を寄せる日本。だがそもそも私たちは、彼らの視線の先にあるものが何なのかを、理解しているだろうか?

例えば一九八〇年代から段階的に切り崩されてきた「国民皆保険」、その成り立ちからしくみから、正確にわかっている人はどれだけいるだろう?

人はいつでも、ないものをねだり、あるもののありがたさを忘れてしまう。

私たちが当たり前のように手にしている健康保険証もその一つだ。

保険証さえ持っていれば、日本中どこでもどの病院でも、一定の窓口負担で医療が受けられる。医療費が法外に高く、医療破産があとを絶たないアメリカではこれは凄《すご》いことだ。

取材にいくとしょっちゅう「うらやましい!」とため息をつかれる。

前述した訪問看護師のベッツィーは、私がみせた保険証をじっとみながら、こう言った。

「信じられないような制度ね。医療が贅沢品で、医療破産が絶えないアメリカじゃ考えられないわ。政府が全部管理するっていうのは何となく抵抗があるけど、でも安心して老後を暮らせるならそれもいいかもしれない。少なくとも高齢者は守られるべきよ。無知であるほど騙《だま》される。一部の人たちの欲のために、母のような犠牲者を出すのは、絶対にあってはならないことだもの」

〈無知は弱さになる〉

本書の前編である『沈みゆく大国 アメリカ』の取材中、ニューヨークの貧困地域で出会った内科医のドン医師に、同じセリフを言われたことを思い出した。

〈気をつけて下さい。どんなに素晴らしいものを持っていても、その価値に気づかなければ隙を作ることになる。そしてそれを狙っている連中がいたら、簡単にかすめとられてしまう。この国でたくさんの者が、大切なものを、当たり前の暮らしを、合法的に奪われてしまったように〉

だが実際、私たち日本人は、自分の住んでいる国や地域の制度について、どれだけ知っているだろう?

一九二二年。第一次大戦後の日本で、労働者保護のため「健康保険法」が作られた。

さらに一九三八年。「国民健康保険法」が成立。こちらは貧しい農村や漁村を救うためのものだったが、この前年に始まった日中戦争が、優先順位をあっという間に書きかえてゆく。

兵隊として戦地に送る農民たちには、しっかり体力をつけてもらわねばならないからだ。

国策としてかかげられた「健兵健民」のスローガン。

「皆兵」の文字が「皆保」という名前を生み出した。

一九四二年。国保組合が組合員を強制加入させる国保法改正が行われ、その翌年に全市町村の九五パーセントがカバーされる。

だがしょせん戦争のために急いで作られた制度、一九四五年の敗戦とともに、国保組合の多くが運営不能に陥ってしまう。そこで一九四八年、今度は保険者を組合から市町村にかえ、その地区の世帯主と世帯全員に加入を義務づけた。

一九五〇年代半ばになると、高度経済成長の中で生活が安定してきた国民から、「社会保障を充実させてほしい」という声が大きくなってゆく。

一九五七年に厚生省が「国民皆保険計画」を作り始め、「一九六一年四月一日までに全国民が強制加入する公的医療保険を実施する」という法案が国会に提出される。

実はこの法案は、途中何度も消えそうになった。

それでも厚生官僚を始め、多くの人々の強い思いと努力によって何とか生きのび、ついに翌年一二月、新たな国民健康保険法が国会で成立したのだった。

会社員とその家族および公務員は健康保険組合や共済組合が運営する「健康保険」に、それ以外の国民（無業者や自営業者など）は市町村が運営する「国民健康保険」に加入する。

「皆保険体制（国民全員が公的保険に加入）」

「フリーアクセス（いつでもどこでも誰でも必要な医療が保障される）」

「現物給付（保険証一枚あれば、窓口負担だけですぐ医療を受けられる）」

こうして私たち日本人は、「いつでもどこでも平等に医療を受けられる」国民皆保険という宝ものを手に入れた。

憲法二五条の「生存権」を守る、社会保障制度。

世界中から羨望のまなざしが注がれるのも無理はない。

世界が嫉妬する「高額療養費制度」

日本の医療制度が世界から嫉妬される最大の理由を知っているだろうか？

実は私たち日本人も、自分か家族が病気になるまでほとんどの人がその存在すら知らない制度がある。あまりに素晴らしすぎて、医療費抑制にせっせと努力する厚生労働省は積極的に国民に宣伝してくれないという。

その名も「高額療養費制度」。

これは、例えば私たちがけがや病気で病院にかかっても、自分で毎月負担する医療費の上限が決まっていて、その差額をあとから保険者が払い戻してくれるという制度だ。

盲腸一回二〇〇万円などという医療費が異常に高いアメリカ人たちは、まずこの制度について聞くと、信じられないと言って絶句する。

毎月の負担額は収入によって変わる（別表参照）。

つまり、日本ではどんなに大病をしても、月々この上限額以上の医療費はかからないの

高額療養費制度（70歳未満の場合）

所得区分	ひと月あたりの自己負担限度額（円）
年収約1,160万円～ 健保：標準報酬月額83万円以上 国保：年間所得901万円超	**252,600＋** （医療費－842,000）×1% 〈多数回該当：140,100〉
年収約770～約1,160万円 健保：標準報酬月額53万円以上83万円未満 国保：年間所得600万円超901万円以下	**167,400＋** （医療費－558,000）×1% 〈多数回該当：93,000〉
年収約370～約770万円 健保：標準報酬月額28万円以上53万円未満 国保：年間所得210万円超600万円以下	**80,100＋** （医療費－267,000）×1% 〈多数回該当：44,400〉
～年収約370万円 健保：標準報酬月額28万円未満 国保：年間所得210万円以下	**57,600** 〈多数回該当：44,400〉
住民税非課税者	**35,400** 〈多数回該当：24,600〉

厚生労働省の資料をもとに作成

だ。医療保険に入っていても医療破産するのが日常茶飯事のアメリカ人からすれば、まさに「恐るべき制度」と言えるだろう。

介護の場合も同じ制度がある。

アメリカには公的な介護保険などというものの自体が存在しない。年を取ってからの死に方は、事実上自己責任だ。

日本は違う。六五歳以上の人が介護を必要とした時に、食事や入浴の介助、機能訓練などのサービスを受けられる国の制度がちゃんとある（末期がんや関節リウマチなど老化に起因する病気が原因で介護が必要になった場合は四〇～六四歳の人も利用可）。

介護サービスは要支援1と2、要介護1か

ら5までの合計七段階に別れており、在宅でサービスを受ける場合、介護レベルに応じて五万三〇円～三六万六五〇円まで利用が可能。自己負担は介護費用の一割だ（二〇一五年八月から一定以上の所得がある利用者は二割）。

そしてここにも、低所得高齢者であっても必要な介護が受けられるように、自己負担額には所得別の限度額が設定されており、介護費用の合計が高額になった場合は「高額介護サービス費」から、保険者が差額分を払い戻してくれる。万が一、医療と介護が同時期にかかった場合でも、心配は無用だ。医療と介護両方の自己負担額を合計して申請すれば、ちゃんと差額を払い戻してくれる。

訪問看護師のベッツィーにこの制度について説明すると、感心したようにこういった。

「日本で老後を過ごせる高齢者は恵まれていますね。医療・介護が贅沢品のアメリカでは、よっぽどお金がない限り、天国に行く前にまずは地獄を通過しなくちゃなりませんから」

どんなに大病をしても、先進医療を除けば月々の自己負担には上限がある。それに加えて窓口では三割負担。保険証一枚で全国どこでも好きな病院に行け、一定レベルの治療を受けられる日本。

だがどんなに価値ある制度でも、多くの人にとってそれが当たり前になり、無関心に空気のごとく扱われるようになれば、外から奪うのはずっとたやすくなる。

日本では国民皆保険、アメリカでは「強欲資本主義」の芽がでる

一九六一年の国民皆保険成立以降、日本の医療はみるみるうちに整えられていった。全国に病院や診療所が整備され、医師を育てるための医大が次々に作られ始める。

国民健康保険では、自己負担は初め治療費の半分だったが、国民側の熱心な運動によって三割負担に下げられた。さらに一九七三年には、「社会保障拡充」をうたう田中角栄総理によって、老人医療費が一〇〇パーセント無料になり、日本は福祉国家への道を歩み始めてゆく。

日本で「福祉国家」という言葉が登場したこの年に、海の向こうのアメリカでは、それと逆行するもうひとつ別の芽が生まれていた。

＊

一九七三年。アメリカ外交問題評議会が出版した『アメリカ第二の革命』（America, the second Revolution）には、その後半世紀近くにわたり、アメリカが進むべき重要な方向が書かれていた。〈政府機能の大幅な縮小〉と、規制緩和で公共を売り渡す〈民営化〉だ。

この新しい思想はその後、まるで感染症のようにアメリカからイギリスをはじめとする先進国に広がり、新興国に飛び火し、やがて巨大なうねりとなって世界中を飲みこんでゆくことになる。

一九七九年六月。イギリスのサッチャー首相が突然利上げを決定し、四か月後の一〇月には、アメリカのボルカーFRB議長（元チェース・マンハッタン銀行）が、同じく急激な金利引き上げ宣言をした。

たちまち跳ねあがった金利によって強烈なジャブを食らったのは、ドル建てで借金をしていた第三国だ。変動金利で国際ローンを組まされていた彼らは、とたんに返済不能に陥ってゆく。

一九八二年、ついにメキシコ政府が「借金利息返済不可」の白旗を上げると、待ってましたとばかりに、ＩＭＦ（世界通貨基金）が登場、緊急融資と引きかえに出されたのは次の八つの条件だ。

①　財政赤字の削減
②　通貨切り下げ
③　中央銀行からの政府の借り入れ額の制限
④　外国貿易の自由化
⑤　公共部門の賃金下げ
⑥　価格の自由化
⑦　規制緩和
⑧　金利の変更

もちろん債務国側に選択肢はない。

国家機能を最小にし、公共インフラや国内産業発展のために予算を使うことは許されず、通貨切り下げと民営化で国有財産や天然資源を売り渡すＳＡＰ（ＩＭＦの強要する八つの条件。構造調整ともいう）により「出血大セール」の札がつけられたメキシコに、たちまち欧米外資企業と外国人投資家がハイエナのごとくむらがった。

泥沼にはまったのはメキシコだけではなかった。同じように米英の利上げで変動金利が跳ねあがったベネズエラやアルゼンチン、ブラジルやポーランド、ユーゴスラビアやアフリカ諸国などの債務国も、債権者でもある米英が議決権を握るＩＭＦからの融資と引きかえに経済主権を手放した。

緊急融資と引きかえに急激な民営化を強要されたこれら第三国は、アメリカを中心とした外資系大企業群に、格安で土地や工場、資源や労働力を提供することになった。

その結果、アメリカでは製造業の海外移転がスピードを上げ、雇用が失われ、強かった組合は破壊され、海外移転できないサービス業が国内に拡大、福利厚生のない、低賃金の仕事ばかりが増え始め、中流層を中心に、家計が苦しくなり始めた。

膨れ上がった企業利益は、株主報酬や経営陣のポケットにもれなくおさまってゆく。

この変化について危機感を持った数少ない経済学者の声は、〈製造業はもう古い、二一世紀はイノベーションの時代だ〉などと持ちあげる、学者や評論家たちの声にかき消された。

だが最大の勝ち組は、何といってもウォール街だろう。

企業の海外移転手数料に加え、利上げによって海外投資家がアメリカの国債に殺到し、債権ブローカーとその関係者たちは空前の利益をあげたからだ。

ウォール街が十分に稼いだあと、ボルカーFRB議長によって今度は金利が下げられる。アメリカ政府と国民はあらゆるものを借金で買い始め、今度は財政赤字が急激に膨れ始めた。アメリカは債権大国から債務大国へと一気に転落したが、天文学的に膨れ上がった財政赤字について、政府はすでに対策を固めていた。

白羽の矢が立ったのは、当時アメリカの貿易赤字最大の原因であったここ日本だ。

一九八五年九月二二日。ニューヨークのプラザホテルにて、日本はドルを支えるための金利引き下げに同意、急激な円高・ドル安とともに大量の国債を購入し始める。

こうして日本からアメリカに大量の資金が流れこむようになり、アメリカの投資家たちはますます株式や不動産市場に投資して、大儲けすることに夢中になった。

投機ブームが生み出す若い億万長者たち、大減税と銀行の規制緩和、アメリカの黄金時代を支えた製造業は見捨てられ、労組は弱体化し、富める者と貧しい者の差が猛スピードで拡大してゆく。

まさに「強欲資本主義」の始まりだった。

当時金融監督官だった、ミズーリ大学経済学部のウィリアム・ブラック教授は、ウォール街から発生したこの流れが、アメリカの実体経済を破壊していった元凶だと批判する。

「四〇年前、アメリカの金融部門はGDPのわずか二パーセントにすぎなかった。それが今や二〇倍に膨れ上がり、全体の四〇パーセントを占めている。金融部門は収益が株主配当や自社株買いなどに再投資されるため、肥大化するほどに貧富の差は広がり、実体経済はむしばまれてゆくだろう」（"How the Servant Became a Predator: Finance's Five Fatal Flaws", 2010. 3. 18）

レーガン政権下でぐんぐん成長したこの「強欲資本主義」のほこ先は、途上国と自国アメリカだけではあきたらず、日本にがっつり向けられていた。

日本医療に触手がのびる

ことのはじまりは、「ロン&ヤス」の言葉でレーガン大統領との仲を強調していた中曾根政権だった。

中曾根総理は、仲良しのレーガン式に続き「小さな政府」路線へかじを切ると、国鉄や電電公社、専売公社、日本航空などを次々に民営化、金融を自由化し、国の社会保障への補助金を減らし始める。

実施したのは経団連の土光敏夫氏率いる、第二次臨時行政調査会(臨調)だ。

このとき日本中に響き渡った「土光さん頑張れ! 国民がついている」のかけ声は、巨額の赤字を出していた国鉄や、腐敗した公的機関へ不満を持つ日本人の感情をゆさぶった。民が運営する〝民営化〟という言葉が、新しく入ってきたかぐわしい風のごとく、人々の胸を高ぶらせたのだ

だがこの時「土光さん頑張れ!」のその裏で、アメリカの財界が日本の医療に触手をのばしていたことは、どれほど知られているだろう?

一九八五年。中曾根・レーガン合意のもとに日米間で「MOSS協議(市場志向型分野別協議)」が始まった。これによって日本は、電気通信・医薬品と医療機器・エレクトロ

ニクス・林産物の四分野に関する製造または輸入の承認・許可・価格設定の三つを、今後はすべて事前にアメリカに相談しなければならなくなった。

これが発端となり、のちに、MOSSの流れをくむ「日米構造協議」、「日米規制改革・競争政策イニシアチブ」などによってどんどん進められる。

MOSS協議におけるアメリカ側の目論みは九〇年代に実を結んだ。八〇年代に輸出超過だった、高技術を誇る日本の医薬品と医療機器はついに逆転。ここからアメリカを中心とする外国製品の輸入が猛スピードで増えていったのだった。

「貿易黒字で儲けている日本は、〝医療〟を通じてアメリカに稼がせろ」というこのときのとんでもない要求が、じわじわと日本の首をしめていた。

岩手医科大学の小川彰学長は、二〇一〇年当時、二兆円に迫る医薬品の輸入と、その一〇分の一にも満たない輸出量のアンバランスと、それをマスコミと政府が積極的に国民に知らせてこなかったことを厳しく批判していた。日本はこの不平等政策によって海外の薬や医療機器を三倍も四倍も高い値段で買わされている。おかげで、技術立国であるにもかかわらず日本はずっと新薬や医療機器開発を、政治的におさえつけられてきたというのだ

米国から日本への「医療の市場開放」要求リスト

年月日	内閣	内容
1986.1	中曽根	**MOSS協議（市場志向型分野別協議）決着** 薬と医療機器の市場を開放せよ。医療費と医師数は減らす方向に政策変更すべし。輸入の価格はアメリカに相談すべし。
1994.11	村山	**日米包括経済協議・対日年次改革要望書** アメリカが入れるように医療の市場を開放せよ。混合診療を解禁し、公的医療費は削減せよ。
1996〜1998	橋本	**規制緩和・行政改革** 保険事業にアメリカの保険会社が参入できるようにせよ。
1998〜2000	小渕	**経済戦略会議** 医療サービスを規制撤廃し、薬や医療機器の値段を決める中医協にアメリカ企業関係者を入れさせよ。
2001〜2006	小泉	医療に市場原理を導入せよ。医療分野に株式会社を参入させよ。混合診療を導入せよ。
2008〜2009	麻生	医療制度改革をする際は、アメリカが厚生労働省に意見できるようにせよ。薬価を決める委員に外国人が入れるようにせよ。
2010〜2011	菅	新薬が発売されてからジェネリック薬が出るまでの間、日本政府が新薬の値段を下げるごとに差額を日本政府がアメリカの製薬会社に払うべし。

(「MEDIX」vol.53)。

国とマスコミに「日本の医療費は高すぎる」と繰り返し言われ続ける私たち。その最大の支出である医薬品と医療機器の輸入超過、そしてその政治的背景を知ることは、今後日本の医療を守るために、不可欠となるだろう。

私たち日本人は今こそ知るべきだろう。MOSS協議以降の流れが、今日の日本の医療崩壊のはじまりであったことを。

悪いことは重なるもので、先立つ一九八三年、厚生省の吉村仁保険局長が書いた、過剰な医師数が医療費を増やし、それが日本を滅ぼすという「医療費亡国論」が登場していた。

確かに、皆保険成立以降は、患者数が増えたことで医師の収入も増えていた。

厚生省は、日本の医療費が二〇一〇年には六八兆円に達すると発表し、これに便乗したマスコミが大騒ぎ、「医療費を減らせ、医師数を減らせ」の大合唱が日本中に響き渡ってゆく。

実際はこの時のOECDデータをみると、日本の医療費GDP比も医師数も、一人あたりの医療費も、世界各国に比べて驚くほど低いのがわかる。

だが世論とは、事実よりマスコミの意向によって作られるもの。そのことを指摘する医師たちの声は国民には届けられず、その一方で「日本の医療費を減らすんだ！」という岩のように固い吉村局長の意志のほうが、一つの「正義」として浸透していったのだった。

医師数を増やすと医療費が増えるというこの説は、その後アメリカやヨーロッパで行われた数々の実証研究で否定され、イギリスのオックスフォード大学公共経済学のアンソニー・アトキンソン教授が行った各国医療費データの比較調査でも、「医療費の国民負担と国の経済成長との相関関係はなし」という結果が出ている。だがこの吉村論文はその後四半世紀にわたり日本国内で生きのび、日本の医療を、〈経済〉に合わせるという、アメリカからの要求に、利用されてゆくことになる。

「保険」という名がついていても、日本の国民皆保険の本質はアメリカのような民間保険とは違い、れっきとした「社会保障」だ。

憲法二五条の生存権がベースだからこそ、通常の民間保険なら入れない子どもや障害者、低所得層や高齢者についても加入させ、皆保険を達成している。

そして憲法が根っこにある以上それを守るのは国の責任、いいかえれば、この公費の源が絶たれてしまえば〈社会保障〉としてはなりたたなくなってしまう。

そこで出てきたのが、一九八九年の〈消費税導入〉だ。

それまでの日本は、所得税や資産税の形でお金持ちからたくさんとり、国民全員を平等に支える「福祉型スタイル」だった。

時の政府は抜け目ない。

所得税と資産税をどんどん下げ、これを弱い立場の人からもまんべんなく取る消費税とセットにすることで、まず税制を「自己責任型」に切りかえたのだ。

こうしておけば、そのあとで「もう財源がない」と言いながら、医療への公費支出を縮小し続けられる。この時、政府はこの消費税増税を、「高齢化社会の福祉のため」と大宣伝、素直な国民はそれを信じこんだ。これについては一九九二年九月に、当時の加藤寛政府税制調査会長が、「ああ言えば一般の人にわかりやすいからそう説明しただけ」と述べているが、多くの国民には真相は知らされていない。

その後も消費税は三パーセントから五パーセント、八パーセントと着実にあげられているが、そのたびに法人税減税も同時に行われている。一九八九年から二〇一四年までの消

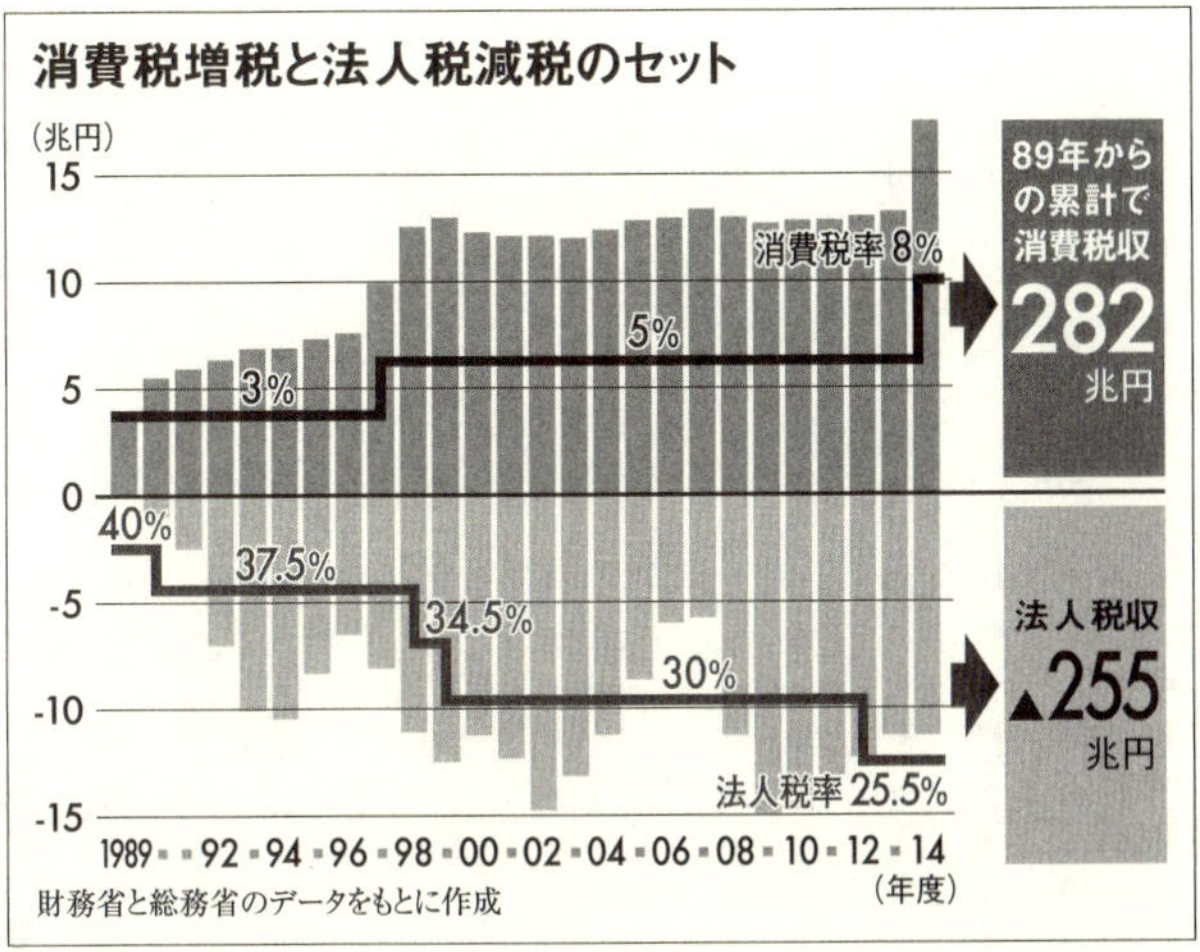

費税の税収は「二八二兆円」、セットで実施された法人税減税分は「二五五兆円」で、見事に相殺されているのだ。肝心の社会保障に関しては自己負担率がどんどんあがっているのをみれば、その実態がわかるだろう。

政府はさらに、最大のハードルである憲法二五条の壁を取り払うために、医療や福祉の責任を、せっせと国から地方に移し始めた。

スローガンは「地方分権」。

こうすれば憲法を守るという国の責任は分散される。そして自治体に、民間企業やNPOと連携して無駄のない経営をしろとプレッシャーをかけ、徐々に自治体を「公的な存在」から、「半官半民の経営主体」に変えてゆけばいい。そして国から入れる金額を減らしてゆくにつれ、国民皆保険制度は、「社会保障」よりも「保険」の色合いが強くなってくる。

こうしてアメリカを中心とした、海外医療関連企業や投資家たちにとっての、チャンスの扉が音をたてて開いていったのだった。

ヒトラーのやり方に学べ〜経済財政諮問会議〜

本書を書いていて驚いたのは、ここ数十年の間に、びっくりするほど多くのことが、政府の手によって変えられていたことだ。

医療に関して言えば、いつの間にか毎月の保険料が大幅に増え、診療報酬の引き下げにより長期の入院が難しくなり、軽度支援を必要とする高齢者が特別養護老人ホームに入れなくなり、ついでに巨額の年金積立金の大半が株に投資され、混合診療や病院の株式会社経営を可能にする法改正や医療特区、さらには医療不動産の投資信託商品まで登場と、数えあげればキリがないほどの規制緩和、それもこれまで反対が多くて実現してこなかったものが、次々に高速で実行されているのだ。なぜこんなことが可能になったのか？民主主義は面倒だ。さまざまな意見を聞いていると、決定までに時間がかかる。

そこで政府は考えた。

国家予算や税制、医療費についてなど、経済全般に関わる大きな決定を、もっとシンプルかつスピーディに進める方法はないものか。

あった。二〇〇一年一月、「経済財政諮問会議」という組織が誕生する。

総理自らが求める意見を、総理が議長をつとめる諮問会議で議論して、結論を出す。次に、これまた総理が議長をつとめる閣議に出すと自動的に決定、晴れて「政府の政策」となるしくみだ。メンバーは、内閣官房長官、日銀総裁、経済財政担当相と関係閣僚、それに経済学者と財界人二名ずつ、計四名の民間人。

これで政府にとっては、うるさい野党や労働組合、国民の反対に邪魔されることなく、ものごとをスムーズにすすめられる環境が手に入る。

もちろん日本政府にさまざまな要求をしているアメリカにとっても、素晴らしいことこの上ない。例えば医療についてのルールを変えようとする時も、会議の席に医療関係者は一人もいないのだ。この組織はその後一〇年以上にわたり、アメリカが望む日本医療の商品化（混合診療解禁・拡大、保険会社参入、企業の病院経営参入など）に貢献してゆくことになる。

経済学者の宇沢弘文氏はこの経済財政諮問会議を、ヒトラーのやり方になぞらえて厳しく批判していた。

「これほど民主主義の政治理念に反し、リベラリズムの思想に反する制度はない。ちなみに、一九三三年、史上最高のワイマール憲法の下で、首相となったヒトラーが、独裁権力を掌握して史上最悪のナチ独裁制を構築していったプロセスをそのまま適用したものである」（『社会的共通資本としての医療』）

しかもこのうち四人の「民間議員」については、選挙で選ばれてもいないのだ。

この手法は政府の気に入った。もちろんアメリカも大満足だ。

その後「産業競争力会議」など、別の名札をつけた同じような組織が次々に作られ、速やかに決められる事項はますます増えている。さらに「小選挙区制」が、この過程を後押ししてくれた。この制度では、全有権者一億人のうち、たった四分の一の得票数で議席の

選挙で選ばれていないが政策に影響力を持つ民間議員の顔ぶれ

経済財政諮問会議	・榊原定征（経団連会長、東レ） ・新浪剛史（サントリーホールディングス）
行政改革推進会議	・秋池玲子（ボストンコンサルティンググループ） ・大塚陸毅（JR東日本）・小林栄三（伊藤忠商事） ・渡文明（JXホールディングス）
規制改革会議	・岡素之（住友商事）・浦野光人（ニチレイ） ・金丸恭文（フューチャーアーキテクト） ・佐久間総一郎（新日鐵住金） ・佐々木かをり（イー・ウーマン）・滝久雄（ぐるなび）
規制改革会議専門委員	・圓尾雅則（SMBC日興証券） ・滝口進（日本メディカルビジネス） ・松山幸弘（キヤノングローバル戦略研究所） ・小林三喜雄（花王） ・北村歩（六星）・田中進（サラダボウル） ・松本武（ファーム・アライアンス・マネジメント） ・渡邉美衡（カゴメ）
産業競争力会議	・金丸恭文（フューチャーアーキテクト） ・小林喜光（三菱ケミカルホールディングス） ・岡素之（住友商事） ・小室淑恵（ワーク・ライフバランス） ・竹中平蔵（パソナグループ） ・佐々木則夫（経団連副会長、東芝） ・三村明夫（新日鐵住金）・三木谷浩史（楽天）
国家戦略特区諮問会議	・坂根正弘（小松製作所） ・秋池玲子（ボストンコンサルティンググループ） ・竹中平蔵（パソナグループ）
総合科学技術・イノベーション会議	・内山田竹志（経団連副会長、トヨタ自動車） ・中西宏明（経団連副会長、日立製作所）
高度情報通信ネットワーク社会推進戦略本部	・内山田竹志（経団連副会長、トヨタ自動車） ・鵜浦博夫（日本電信電話） ・佐々木則夫（経団連副会長、東芝） ・金丸恭文（フューチャーアーキテクト） ・濱逸夫（ライオン）

2015年3月現在　©堤未果オフィス

約七五パーセントを獲得できる。二〇一四年一二月の選挙でも自民党は難なく衆議院で過半数を取得。これで野党が騒いでも、閣議決定から国会採決までの障害はキレイにとりのぞかれたのだった。

「まるで日本版回転ドアだ」

シカゴ在住の金融アナリスト、マーク・ジェイコブ氏は、政府の「諮問会議」を、そう言って高く評価する。

「大手ネット通販会社の社長が薬のネット販売を全面解禁しないなら委員を辞めるとごねたり、人材派遣会社の会長が労働規制を緩めよと主張したり、有名企業の経営者が社外取締役を義務化しろと言ったり、総理の〈〇〇会議〉に財界の人間を送りこめば、議会を通さずに政策に影響を与えられる。業界にとっては実に賢いやり方じゃないか」

ワシントンには現在、約一万七八〇〇人のロビイストが存在する。

国会議員一人につき三三人が常に張りつき、業界の意向を強力にプッシュするのだ。さらに彼らの多くは政治内部に入りこみ、自らの業界を利する法改正を終えると、また同じドアから出て元の業界に戻ってゆく。

逆方向で政治家から業界に天下るケースもある。政治と業界の間にあるこの目に見えない〈回転ドア〉が回る頻度とスピードは、八〇年代以降急上昇、まさにアメリカを、政治と業界が癒着した株式会社国家に変えてきた張本人なのだ。

だがジェイコブ氏の言うとおり、国会議員に手が出せない諮問会議で骨子を決めて法律にしてしまえば、ロビイングすら必要ない。本来は総理に助言するだけのはずだったのが、今ではこの諮問会議の決定を受けてから政策が決められ、政策を変える時も、諮問会議で議論してから変更される。みごとに事実上の政策決定機関になってしまった。

小泉政権下で「司令塔」と名づけられ、民主党政権下で一時停止していたこの〈〇〇会議〉手法は、第二次安倍政権でまたもや復活。

政権発足直後には、経団連が早速これを、「政官民が一堂に会した司令塔」だと強調し、メンバーには再び経団連関係者がずらりと首を揃えるようになった。

当の民間議員本人たちは口々に、「利益相反」などめっそうもないという。

だが本当にそうだろうか?

例えば二〇〇八年に内閣府に設置された「官民人材交流センター」。国家公務員の早期退職募集制度で、再就職斡旋を行う政府事業だ。規制緩和で民間に開放されたこの事業がどれほど魅力的かは、その報酬をみれば一目瞭然だろう。退職した公務員を一人転職させることで、仲介業者は転職先企業から年収の約三割を報酬として手にできる。一般公務員で毎年約一万人が退職するとして、年収一〇〇〇万なら三〇〇億円が転がりこむ。

この独占契約を勝ち取ったのが、他でもない産業競争力会議の中心的メンバーである竹中平蔵氏が会長を務める大手人材派遣会社「パソナ」であることは、もちろん神のみぞ知る偶然だろう。

この話には続きがある。

竹中氏はまた、第四回産業競争力会議の席で、企業が従業員をクビにした際に再就職を斡旋するための助成金を一気に増やすべきだと主張、そして政府はそのとおり、労働移動支援金予算を二億から三〇〇億円に拡大し、社員の再就職支援を行う企業に出す「労働移動支援助成金」の上限を、四〇万円から六〇万円に引き上げた。さらに、転職が決定した際にという支払い条件もゆるめられ、再就職支援企業に転職あっせんを依頼するだけで、企業に一〇万円が支払われることになった。

「正社員は恵まれすぎているんです。正規雇用という人たちが非正規社員を搾取しているわけなんです」

こうした発言を繰り返し、労働規制緩和の旗ふり役をしてきた、政府有識者メンバーで派遣会社会長の竹中民間議員。そして派遣法改正、残業代ゼロ法、裁量労働制拡大など、派遣業界にとって素晴らしい政策を次々に進める政府。

そう、この手法でたった一つ重要なことは、誰をメンバーに入れるかなのだ。

就任二度目の安倍総理、今回念には念をいれ、重要政策の一つである〈国家戦略特区諮問会議〉のメンバーから、厚労大臣と農水大臣をきっちり外しておいた。

これで医療や農業の規制緩和をする際に、反対する声はなくなるだろう。「法人税減税」、「残業代ゼロ法」、「混合診療拡大」、「公共サービスの民営化拡大」……など、安倍政権の成長戦略にてんこ盛りにされた財界の意向は、従来の障害が一つまた一つととりのぞかれるなか、ますますスピーディに国の政策として成立してゆく。

今の政府が日本を引っぱる方向や、ろくに審議もなくどんどん進めてゆくこのやり方を変えるためには、日本版回転ドアであるこれら〈諮問会議〉の存在が、大きなカギを握っていることに気づかなければならない。

ここ数十年のアメリカをみれば、そのことがよくわかる。

反イラク戦争運動がいつの間にか反ブッシュ運動にすり替わり、オバマ大統領が誕生した瞬間、勝利のラッパは喜びに涙する市民ではなく、一パーセントの富裕層の頭上で鳴り響いていた。

あのとき興奮した多くのアメリカ国民は、まだ気づいてさえいなかったのだ。システムさえ手に入れてしまえば、神輿《みこし》の上に誰が乗ろうと、もたらされる結果は大差ないことに。

国民が新しく手に入れたと思いこんだものは二つ、史上初の黒人大統領と魅惑的なスローガンだった。だがモデルとパッケージが前と違っていただけで、ふたを開けてみたら中身は前と同じだったことに気づいた時にはすでに遅し、アメリカ国民は、たくさんのものを合法的に奪われ、中流層はほとんど消滅しかかっている。

いのちの沙汰も金次第コース

〈混合診療〉の意味を、詳しく知っているだろうか？

日本の保険の凄いところは、受けた治療のほぼ九割を、保険がカバーしてくれることだ。

だが先端医療やまだ国内未承認の新薬などを使えるようにしてほしいという一部の要求を受け、二〇〇六年には、部分的に自由診療を自己負担でできるよう法改正が行われている。

もっともこれは本当に一部のみ、日本医師会や厚生労働省、多くの患者団体の反対をうけ、最初は自由診療でも、安全性を確認できたら保険適用に入れるなど、あくまでも「国民皆保険」の骨子を崩さないような条件がつけられたのだった。

唯一ここから外れたのが歯科医療だ。

政府は歯科を混合診療にした時、選択肢が増え、より多くの国民がやがて最新治療を保険で受けられるようになると宣伝した。

だがふたを開けてみると、混合診療導入後、先端医療が保険に入ったケースは非常に少なく、代わりに公的保険でカバーされない高額治療が増えている。

いったいなぜか？

薬や医療機器を売る側にとっては、安全確認の申請や治験など、余分な手間とお金がかかったあげくに価格を安く抑えられてしまう公的保険に入れるより、自由診療でそのまま売ったほうが、はるかに儲かるからだ。

だから混合診療にすると、だんだん公的保険枠から自由診療枠に治療や機器が移ってくる。薬も第二世代、第三世代とバージョンアップするたびに、新しいものは公的でなく自由枠で売られるようになってゆく。製薬会社や医療機器メーカーだけでなく、当然医者もそのほうが儲かるのだ。そうこうしているうちに、「国民健康保険制度」は残っても、使える範囲がどんどん小さくなってしまう。

その結果、お金がある人は先進医療や新薬を使えるが、お金がない人は最低限の基本治療しか使えなくなり、経済力イコールいのちの格差という、アメリカと同じ状況になる。混合診療反対派はそういって、国民皆保険は崩すべきではないと言う。

「日本の国民皆保険は、社会保障なのです」

そういうのは、中央大学法学部の宮本太郎教授だ。

「これは保険という名前がついていても、アメリカのような民間保険とはまったく性質が違う。社会保障のひとつの形態として理解しなければなりません。つまり、全国民が入れる条件を確保することが非常に重要です。労働市場の構成が変わり、国民健康保険については加入者が自営業者から無職と低所得層中心になってしまった今、揺らいでしまったこの根幹を、どう守ってゆくかが問われているのです」

宮本教授の言うように、国民皆保険の根幹が保険ではなく社会保障であるならば、厚生労働省のホームページに出てくる〈助け合い〉という言葉は矛盾する。

財源がないからみなで助け合い、痛み分けをしてお金を集めましょうという方針は、憲法二五条にそって弱い立場のものをすくいあげるという国の責任を、ぼやけさせてしまうからだ。

保険料を滞納した高齢者や障害者、低所得層などから保険証をとりあげ、窓口負担一〇割にするというのも、皆保険制度の目的と成り立ちからすると、相反する流れのひとつだろう。

だがアメリカの投資家たちやグローバル企業は、目の前の大きなビジネスチャンスを簡単にはあきらめない。保険がきかない範囲が増えれば、保険大好きな日本人はわれさきにと民間の医療保険に加入するからだ。ここに参入すれば、市場を一気に広げられる。

二〇〇六年の法改正では目的地まで到達できなかったものの、彼らは自分たちの旗色が決して悪くないことを知っていた。

日本の省庁の中でも最も力を持つと言われる財務省は、公的医療費を下げたくて仕方がないからだ。

小泉政権以来、議会を通さず政策に多大な影響力を持つ財界寄りの「諮問会議」が活躍しているのも心強い。民主党政権下で一時的に凍結されたものの、また復活してその力を存分にふるってくれている。

彼らの予測は正しかった。

二〇一四年。混合診療に向かう法改正が、今度は〈患者申出療養〉と名を変えて、再び登場。患者と医師の間で合意があれば、混合診療が適用されるという内容だ。

キーワードは、「難病患者の願いをかなえるために」。

自分たちをだしに使われた患者会は、即座に反論した。

日本難病・疾病団体協議会の水谷幸司事務局長は言う。

「すり替えないでほしい。患者側が望んでいるのは、自由診療での高い薬が出回ることではない、安全性が確認された薬が、保険の範囲で広く使えるようになることのほうなのだ」

いまの日本では、保険適用でない新薬や治療を受けると、それ以外にかかった保険適用の検査などもすべて保険適用から外されるしくみになっている。そうでないと皆保険制度が守れなくなるため、苦肉の策が使われているのだ。

混合診療にすれば、難病患者は、高額な新薬に何百万円も払うことになる。いのちにかかわれば人間誰でも切実になるものの、何百万ものお金は、すぐに続かなくなるだろう。

さらに薬の安全性チェックが、通常の六か月から六週間のスピード審査になったことも、患者たちの不安を増大させている。

いったいそこまで拙速な安全審査は、誰のためのものなのか？

アメリカの超高速な新薬承認のウラ

日本はアメリカのような他の医療先進国に比べ、新薬の承認スピードが遅いと批判される。

だがいまや世界一医薬品承認スピードの速いアメリカで、過去数十年の間に起きた出来事を、知っている人はどれほどいるだろう?

八〇年代以降の規制緩和によって巨大化した製薬業界は、その膨大な資金力とロビー活動で連邦議会にどんどん圧力をかけていった。その結果九〇年代になると、アメリカは先進国一安全審査に時間をかける国から、先進国一承認スピードの速い国になっていた。

さらに一九九二年には、薬の安全審査にかかる費用を、製薬会社がＦＤＡ（米国食品医薬品局）に直接支払う「処方薬審査料法」が議会を通過。当初、審査料は、薬一品目につき三一万ドル（三一〇〇万円）だった。その後、法律が見直されるごとに跳ねあがり、ついに年間総額二億六〇〇〇万ドル（二六〇億円）にまで膨れ上がった。

製薬業界から二大政党への献金額

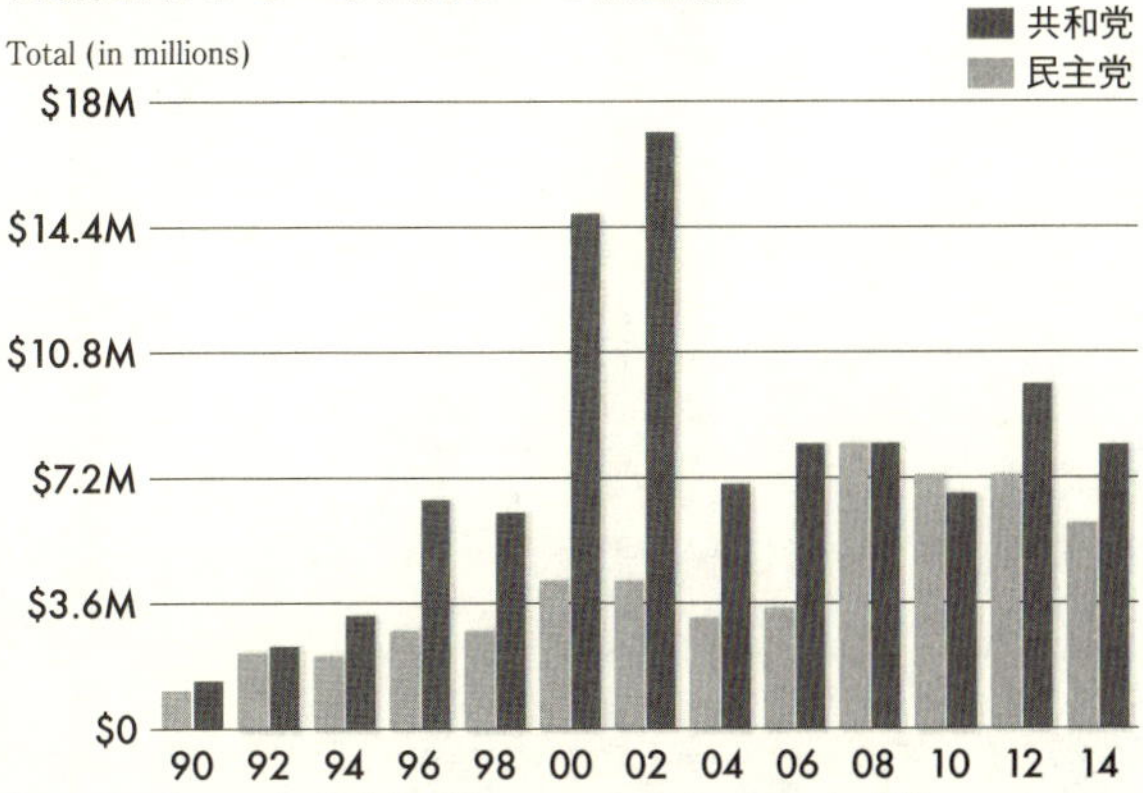

Center for Responsive Politics, ‘Pharmaceutical Manufacturing’より

ＦＤＡの医薬品評価研究センターの、年間予算の半分以上を製薬企業の審査料が占めるようになったことで、審査にかかる時間はますます短縮されていった。

二〇〇二年五月二三日のワシントンポスト紙によると、この法律ができてから一〇年で、副作用で大量の死者を出し販売中止となった薬が、九品目も出たという。だが審査料の支出を引いても十分すぎる利益を回収した製薬業界に、利益相反を批判する声は届かなかった。

審査する薬の数が多いほど規制当局に支払われる金額が増えるというこの仕組みは、審査時間をますます短かくし、市場に出る承認薬の数を圧倒的に増やしてゆく。

製薬業界はさらに力を拡大し、政治献金とロビー活動費用は年々上昇、時限立法のため五年で期限切れになるはずだった「処方薬審査料法」は、その後も繰り返し再承認されている。

「日本は安全審査のスピードで諸外国に遅れをとっている（ドラッグラグがある）」という、推進派からの声は年々大きくなっている。だが、実際は、現在の日本の医薬品承認スピードは、ヨーロッパ諸国と同程度だ。承認スピード世界一のアメリカに合わせるメリットとデメリットは慎重に検証されるべきだろう。

この「新薬承認期間」に関しては、その短縮を目指して、規制改革会議からは当初、「選択療養制度」を新設するという提案があった。難病患者会だけでなく日本医師会と厚労省もその問題点を主張し続け、最後には財界代表の推進派を押し戻し、「患者申出療養」を創設することで決着した。

日本医師会の横倉義武会長は、この時のことをこう語る。

「日本の医療政策は、国民皆保険を死守するという本質から、決してぶれてはいけない。

今回の制度創設に当たっても、『安全性・有効性が担保されていること』『将来的に保険適用を目指すこと』を強く主張し、その意見が盛り込まれることになりました。私たちは医療従事者の代表として、政府との対話を重ねて、しっかり理解してもらうことが大事だと考えています」

驚くべきことに、国民のいのちに関わる医療や薬の審議会に、今まで日本医師会のメンバーはおろか、医療従事者はまったく入れてもらえなかったという。

日本医師会によると、医師会が規制改革会議に参加できたのは、横倉会長になってからが初めてで、医療予算を話し合う経済財政諮問会議にすら、今も医師は一人もいない。そして国民はそのことを、まるっきり知らされていないのだ。

〈他国では承認されている最新薬が、日本では厚労省や日本医師会のような既得権益団体の抵抗で使えなくなっている〉

マスコミが描くそうしたイメージの裏にある背景——アメリカの処方薬審査料法にみる法改正や、FDAと業界の間にある回転ドア、そして新薬の副作用による膨大な訴訟数など——を知った時、私たちが向き合わされるのはそこにある大きな構図だけでなく、「人間にとって薬とは何か」という問いだろう。

どんなにお金がかかっても、自分や愛する人のいのちがかかっていれば、人は必死に救いを探す。そしてその切実な思いと安全性との線引きが、いのちの重さを左右するだけに、〈知らない〉ことへの代償は限りなく大きくなる。

〈患者申出療養〉は多少骨抜きになったとはいえ、まだまだ注意が必要だ。

今後未承認薬の安全審査に関しては六か月が六週間に、前例のある薬の場合はたった二週間の審査になる。

そしてまた〈混合診療〉自体は、二〇一三年一二月に成立した国家戦略特区法で解禁されるため、このままいくとそこから全国に広がってゆく可能性がかなり高いのだ。

「金融植民地」にされた韓国

序章でファイナンシャルプランナーのミラー氏が言及した、韓国についてはどうだろう?

日本のように国民皆保険制度を持っている韓国が米韓FTAを結んだ時、韓国政府は不安がる国民に「皆保険制度は手をつけませんから安心を」と説明したという。

だがそれは事実ではなかった。例えば米韓FTA内の、「医薬品許可―特許連繋制度」（FTA18・9・5）により製薬企業は既存の薬にちょっとした変化を加えることで特許期間を延長し、安いジェネリック薬（後発薬）の市販を阻止できる。これによって韓国国民は高い薬を買わされ、財政を圧迫された公的保険はどんどん適用範囲が狭くなってゆくだろう。

国民は保険証を持っていても受けられない治療が増えてゆき、そこにアメリカ系医療保険会社が参入する隙間が作られてゆくことになる。既存の「皆保険制度」の自己負担率があがるなか、不況下の韓国では体調が悪くても病院にいかない患者が急増、その結果皮肉なことに、二〇一三年の公的保険財政は三兆六四四六億ウォン（約三五〇〇億円）の黒字となった（中央日報二〇一四年二月一五日付）。まさに日本の財務省の望むパターンだ。

九〇年代のアジア危機で債務地獄に陥り、金貸しIMFの融資条件（規制緩和と民営化）を受け入れた時から、アメリカを中心とする外資系企業に内部から侵食され続けている韓国。大手銀行やマスコミ、そして民間企業の半数以上が外国人株主に買われてしまった時から、国家解体のカウントダウンが始まった。

八〇年代のメキシコやアメリカ同様に国家の切り売りが進み、格差が進んで「金融植民地」と化した韓国に、その総仕上げとして米韓ＦＴＡが仕掛けられた。多くの国民が反対したにもかかわらず、外資に支配権を握られた大手国内マスコミは、日本でＴＰＰの話題が登場した時のように、その利点ばかりを繰り返し宣伝した。ＦＴＡが導入されて以来食の安全や公共サービス、国民皆保険制度が猛スピードで形骸化してゆく韓国の現状は、迫りくるＴＰＰや国家戦略特区で薬価が自由化されるここ日本にとって、恐るべき近未来像を示している。

「国民皆保険は邪魔だからなくせ！」（by アメリカ）

貿易交渉など通商問題に関する大統領の諮問機関であるアメリカ通商代表部（ＵＳＴＲ）が毎年三月にアメリカ連邦議会に提出する「通商政策アジェンダ」「外国貿易障壁報告書」

という二つの重要文書がある。

前者がアメリカ政府の通商外交戦略について、後者は企業が海外で商売をするのに邪魔な、関税・非関税障壁一覧表のようなものと言えば、大体想像がつくだろう。

ずっと前から、アメリカは日本の「国民皆保険制度」については邪魔だ邪魔だと言い続けてきた。

中曾根総理がMOSS協議をあっさり承諾し、しっかりと閉まっていた扉の鍵を開けてしまった、あの一九八五年。

アメリカの理不尽な要求を日本経済がのまされていたことについて、マスコミは沈黙していた。暮らしは上向き、経済は成長し、国民は、全国どこへ行っても保険証一枚でちゃんとした医療が受けられる恵まれた環境に、安心してつかり切っていた。

だが、満たされている時には、隙ができる。

中曾根政権から始まって、宮澤、橋本、小渕、麻生……。政権が変わるたびに、アメリカから「医療」に関する市場開放要求が出され、そのたびに日本政府は少しずつ「イエス」と言い続けて来た。

ＭＯＳＳ協議、日米構造協議、年次改革要望書、日米経済調和対話……、それでも医師会や厚労省などの抵抗にあい、なかなか一気には進まない。

しびれを切らしたアメリカは、たった四か国でのんびり進められていたＴＰＰにいきなり加わると、瞬く間に主導権を握り、それを使って日本市場参入の新たな道を開く戦略を開始した。

だが今度は農協や日本医師会、族議員の抵抗でまたしてもスピーディには進まず、さらには交渉参加国であるオーストラリアやニュージーランドらがぶうぶう文句を言い始める。そうこうしているうちに、アメリカ国内でも交渉内容を企業代表しかみられないことに国会議員が反発し出し、さらにややこしい事態になってきた。

外部からのアプローチが滞るなら、内部からも手を打たねばなるまい。

そこで登場したのが、まずは日本国内のあちこちに、規制なしの企業天国を作る「国家戦略特区」だ。

二〇一三年四月一七日。

産業競争力会議の席で、民間議員の竹中平蔵氏が、東京・大阪・愛知の三大都市圏を中心に、国内外のヒト・モノ・カネを参入させて経済成長をさせる「特区構想」を提案。

この手法は大成功だった。

有言実行の安倍総理は、海外投資家の期待を裏切らないリーダーだ。

二〇一三年一二月。

国民やジャーナリスト、憲法学者や、その他多くの団体が束になって反対し大騒ぎした「特定秘密保護法」採決の陰で、国家戦略特区法はひっそりと国会を通過した。日本国民の大半は、そんな法律の存在も、それがいつの間にか成立したことも、さっぱりわかっていなかった。

だが国家戦略特区は、安倍総理がダボス会議で示唆したとおり、「岩盤規制を貫通する最強のドリル」になるだろう。今後特区内ではありとあらゆる規制がどんどん取り払われ、外資系企業に大きなビジネスチャンスを与えてくれる。

さらに安倍政権は、今後これを全国に広げるための法整備をしてゆくという。

戦略特区が全国に広がり、日本全体で外資系企業がしっかり稼げるよう十分に規制が取り払われたところで、ＴＰＰを締結させる。そうすれば、一度広げた規制は元に戻せないという〈ラチェット条項〉が、総仕上げとして規制緩和を永久に固定化してくれるという寸法だ。

アメリカの財界にとって何よりも都合がいいことは、TPPと国家戦略特区が双子の兄弟だということに、日本国民がまったく気づいていないことだった。

「TPPで外資が参入してくるという条件は、参加国のアメリカだって同じじゃないか」と反論する声もあるが、そんなに事態は甘くない。あちら側は絶対に不利な交渉はしないのだ。

アメリカには国家に危機的状況をもたらすような外国企業の参入に対しては、大統領権限で阻止できるルール〈エクソン・フロリオ条項〉がある。

こうした歯止めを持たない日本が、「国家戦略特区って何?」という状態で放置してしまえば、あっという間に韓国と同じ運命を辿《たど》ることになるだろう。三〇年もの間、アメリカの財界はなんと辛抱強く、さまざまな方向から日本に種をまいてきたことか。その長い道のりを知らされていないのは、当事者である私たち国民だけなのだ。

ＴＰＰより怖いＴｉＳＡって何？

ようやく徐々に知られてきたＴＰＰ。国家戦略特区法がそれを国内から崩してゆくきっかけになる法律だとしたら、なかなか進まないＴＰＰの別保険のような形でアメリカが仕掛けた、もう一つ別の条約があるのを知っているだろうか？

その名も「ＴｉＳＡ」（Trade in Services Agreement　新サービス貿易協定）。

これはＷＴＯで自由化できない部分、例えば貿易ではなく公共サービスなどの部分を自由化しようという国際条約で、現在二三の国・地域が協議に参加中だ。

参加国の顔ぶれはアメリカを筆頭に、二八か国の加盟国代表のＥＵ、日本、オーストラリア、台湾、香港、韓国、カナダ、メキシコ、チリ、コロンビア、コスタリカ、ペルー、アイスランド、ノルウェー、スイス、イスラエル、リヒテンシュタイン、ニュージーランド、パキスタン、パナマ、パラグアイ、そしてトルコ。

ＴｉＳＡは、前述した「通商政策アジェンダ」の二〇一四年版三項目めにも登場する。

そこにあるのはアメリカとEUの間の貿易協定であるTTIP（TPPのEU版）と、TPPと並行して二〇一三年に立ち上げられた「TiSA交渉」への絶賛（自分で主導しておいて自画自賛だ）と、この交渉をさらに強くすすめるべしという意向だ。

TiSAの旗ふり役であるアメリカがのどから手が出るほど欲しいサービスといえば、最大のターゲットは日本の医療分野だろう。

アメリカの医療保険会社の参入をはばむ「国民皆保険制度」や、大手の医療・介護法人チェーンが日本に入れない医療法（医療法人を株式会社が経営することを禁じる法律）などについては、すでにTiSA交渉の中で、アメリカから日本に直接要求してきている。

八〇年代以降国内の製造業を切り捨て、トップ富裕層のみが儲かる金融業とサービス業の国にしてしまったアメリカは、今後雇用の八割を占めるサービス産業の国外進出と他国への投資によって、経済成長する気満々なのだ。

この「海外からの投資ルール自由化」について、日本医師会などは警鐘を鳴らしている。

TiSAの交渉テーブルには、混合診療、病院経営への株式会社参入、病床規制撤廃など、医療の商品化と国民皆保険制度形骸化につながる内容がてんこ盛りだからだ。

ＴＰＰ交渉に思った以上に時間がかかっているからと安心している間に、アメリカの財界はさまざまな角度から、コマを進めてくる。日本の国民皆保険制度を守ろうとする際に、このＴ・ｉＳＡについてはしっかり目を向けておく必要があるだろう。

高い薬価は仕方ない？

日本を次の市場にしたい外資企業群・投資家たちのもうひとつの悲願、それは「薬価の自由化」だ。

一九六一年一月一七日。アメリカ合衆国第三四代大統領アイゼンハワーは、アメリカ国民に対し、〈軍産複合体〉の危険性を警告した。

あれから約半世紀、アイゼンハワーの予言した軍産複合体以上に強大な力でアメリカ政治を支配する、もうひとつの巨人がいる。

他の多くの業界と同様、「企業天国元年」である八〇年代のレーガン政権下で急成長してきた、〈医産複合体〉だ。

この時期から、国の補助金を受けた大学や国立衛生研究所（ＮＩＨ）などでの基礎研究に対して特許を得られるようになり、製品化するプロセスを短縮化することになった「バイ・ドール法」や、それまで公共財産だった、税金による研究結果に特許をつけて製薬企業が独占できる法律が次々に成立、製薬業界の利益はみるみるうちに跳ねあがっていった。

日本のように政府が薬価交渉権を持っていないアメリカでは、薬の値段は製薬会社の言い値で決められる。

その後も、薬の研究開発費が一〇〇パーセント非課税に、利用者二〇万人以下の薬については治験費用の半分が非課税になり、ブランド薬のメーカーは、自社が売り出した薬の特許が切れても、場合によってはジェネリック薬の承認を三〇か月遅らせることができるなど、次々に製薬会社の利益拡大に貢献する法律ができていった。製薬業界は寡占化で巨大化し、ますます増える政治献金とロビイングによってさらに利益率を高める法律が通過してゆく。まさに無駄のない〈コーポラティズム〉の循環だ。

そうはいっても、製薬会社は薬の開発費に膨大な費用をかけているのだから、高い薬価は仕方ないではないか、という声がある。

世界のトップ製薬企業の開発費VSマーケティング費

（2013年、単位=10億ドル）

企業名	総所得	研究開発費	営業とマーケティング費	利益	利益率（%）
ジョンソン&ジョンソン（米）	71.3	8.2	17.5	13.8	19
ノバルティス（スイス）	58.8	9.9	14.6	9.2	16
ファイザー（米）	51.6	6.6	11.4	22	43
ロシェ（スイス）	50.3	9.3	9	12	24
サノフィ（仏）	44.4	6.3	9.1	8.5	11
メルク（米）	44	7.5	9.5	4.4	10
グラクソ・スミスクライン（英）	41.4	5.3	9.9	8.5	21
アストラゼネカ（英）	25.7	4.3	7.3	2.6	10
イーライリリー（米）	23.1	5.5	5.7	4.7	20
アッヴィ（米）	18.8	2.9	4.3	4.1	22

BBC, ‘Pharmaceutical industry gets high on fat profits’, 2014.11.6

だが本当にそうだろうか？

「ニューイングランド医学ジャーナル」元編集長で、ハーバード医学校社会医学科上級講師のマーシャ・エンジェル博士は、著書『ビッグ・ファーマ』の中で、大手製薬企業の提供する新薬の大半が既存薬の改良版であることや、製薬企業が自社製品関連の臨床試験に関与しすぎていること、大手製薬会社が新薬研究開発費よりもはるかに多くの費用を〈マーケティング・運営管理費〉にかけているなどの実態を、詳細なデータと公文書、綿密な取材によって暴いている。

「多くの一般国民が信じている、〈開発費の回収のために薬に高値がつくのは仕方ない〉

という説は事実ではありません」

エンジェル博士によると、このマーケティング費用には製薬会社による医師や消費者の教育、学会や医師への謝礼、各種販促活動などが含まれる。そして開発費の中には、マーケティング目的の市販後臨床試験も高い割合で入れられているという。

エンジェル博士はその後アメリカ国内でさまざまなバッシングにあったというが、この事態はその後も広がり続けることになる。

二〇一三年、米国血液学会発行誌「ブラッド・ジャーナル」上に、世界のトップ腫瘍学者（がん専門医）一〇〇人以上が、高すぎるがん治療薬の値段を下げよという内容の声明を発表。執筆者の一人であるオレゴン州ナイトがん研究所のブライアン・ドゥールカー医師は言う。

「グリベック（がん治療薬）で三〇億ドル儲けているのを二〇億ドルに下げればいい。必要利益と暴利は違うんだ」

巨額な開発費がかかるうえに、平均で一〇分の三しか市場に出ないという業界側の反論に疑問を持つ声は、世界各地で高まっている。

二〇一四年一一月六日。イギリスのBBCニュースは、製薬業界の利益率が他の業界と比較して飛びぬけて高いこと、世界トップの製薬企業群が、開発費よりマーケティングに費用を投じている事実を報道した。

巨大化した製薬業界がアメリカ政府に対してもつ影響力の大きさは、私たちの想像を超えている。日本の医療が最も深く関わりを持つアメリカで起きていることを知ることで、私たちの国がなぜ「薬価交渉権」を手放してはいけないかがわかるだろう。

お年寄りは早く死んでね（後期高齢者医療制度）

二〇〇八年四月。

日本政府はついに高齢者を切り捨てた。

新制度、「後期高齢者医療制度」によって、六五歳から七四歳の障害者と七五歳以上の人が加入していた国保や健保から強制的に外され、特別に作られた医療保険制度に囲いこまれたのだ。

それまで扶養家族だった人も、これからは全員個人で保険料を払わなければならない。年金月額一万五〇〇〇円以上の人はそこから強制的に天引き、それ以下は直接納付する。

一年以上滞納すると保険証はとりあげられて窓口負担が一〇割になってしまう。そして未納分を払わない限り、保険証は返してもらえない。

弱い立場の国民の、いのちと健康は国が保証するという、〈国民皆保険制度〉。その根っこにある憲法二五条はすっかり忘れられ、収入の少ない高齢者の保険料を減らす制度も二〇一七年までに廃止、彼らの負担を一・二五倍から一〇倍増やすことになった。

さらに二〇一五年四月からは、要支援1・2の給付から訪問介護と通所介護が外されてしまう。これは高齢者を抱える家族には負担になる一方で、健康産業には朗報だ。

高齢者対象の健康予防・生活支援サービスの市場は、二〇二〇年までに二兆円から九兆円規模への拡大をみこまれているからだ。特にフィットネス業界は、高齢者向けサービス体制を着々と準備中だ。

高齢者は他の年齢層に比べて医療費が三、四倍かかる。

だから彼らがなるべく医療を受けられないようなしくみにすることで、医療費を減らそうという計画が進み始めた。いわゆる「終末期相談支援料」や「かかりつけ医制」だ。

例えば高齢者から「余命告知」や「延命治療」の意向を聞き出し文書にした医師に、患者の退院・死亡時二〇〇〇円の特別報酬を出す。また、高齢者の入院が長引かないよう、九〇日を超えると診療報酬が大きく下がるようなしくみに変えた。こうすれば病院は、九〇日すぎた患者を追い出さざるをえなくなる。

さらに、ここには奇妙な条件もついている。〈泥酔、ケンカ、明らかな悪行、自殺未遂によるけがや病気〉の場合保険は一切利かず、治療が全額自費になるというものだ。

そして高齢者が自由にあちこちの病院に行けないよう、研修を受けた医師を一人「かかりつけ医」にし、定額六〇〇〇円払えば何回でも診療が受けられるしくみを作る。

この定額パックのからくりはこうだ。

医師はかかりつけ医になると、その高齢者にどれだけ検査や治療をしても、六〇〇〇円しかもらえない。つまり軽症の患者ならいいが、しっかりした医療行為を必要とする高齢者に対しては、下手に治療をすれば医師や病院側が赤字になってしまう。

本来の〈かかりつけ医〉制度とかけ離れたこの制度には、多くの医師たちから強い反発の声があがり、さすがに二〇一〇年の改定以後、「終末期相談支援料」とともに姿を消した。ある医師はこう述べる。

「かかりつけ医制度をやるには、地域に診療所があって、内科や外科や整形外科など総合的な初期治療と判断ができる医師が最低二人必要です。患者の日常生活を把握して、食事内容、慢性的病気への日常的な保健管理やアドバイスができなければいけない」

こういう医療を実行し成功している病院も日本にはちゃんとある。第四章で詳しく述べるが、例えば長野県で農村医療をやっている佐久総合病院などは有名だろう。

医療と保険をあわせた形で理解する医師を育てない限り、単なる定額パックのかかりつけ医は成立しない。つまり、政府の目的が、地域の中で高齢者を最後まで健康に長生きさせるという佐久総合病院のそれとは全く別なところにあるのがよくわかる。

国民からの反発のあまりの大きさにあわてた当時の福田康夫首相は、この制度に「長寿医療制度」という通称をつけた。内容はそのままでも、これなら国民に明るい老後のイメージをふりまけるに違いない。日本の首相が珍しく、ユーモアを発揮した瞬間だった。

現場を経済的においつめることで、医師たち自ら高齢患者の治療を減らしてくれる。

オバマ大統領もびっくりの、血も涙もない政策だった。

今後一〇年で高齢者医療費を五七五〇億ドル（五七兆五〇〇〇億円）切り捨てるという壮大な計画をたてていたオバマ政権も、二〇一〇年から早速このやり方を取り入れている。病院が高齢患者を手厚く治療すると赤字が出るようなしくみにしたのだ。また、訪問介護や老人ホームの予算も大幅に削り、投資家が所有する、質より効率重視の大型医療施設が全米にどんどん増えている。

長寿と介護。日本が世界で最初に経験する人類未知のこの領域で、私たちはどちらの道を進んでゆくのだろう。

一つは、国民のいのちと健康を守りぬく〈国民皆保険制度〉を持つ国として。

もう一つは、かつてないスケールで高齢者ビジネスの投資チャンスをもたらしてくれる市場として。

給料安くて介護職員が辞める？　じゃあ外国人で！

「二〇二五年問題」という言葉を聞いたことがあるだろうか？

団塊の世代がいっせいに七五歳以上となり、高齢者が三五〇〇万人（およそ三・五人に一人）になる年だ。

その時、彼らが必要とする「介護職員」は三〇万人不足する。

介護職員は離職率が高い。

現在、資格を持っている介護福祉士の約半数が介護現場で働いていない最大の理由は、低賃金、看護師のような夜勤時間制限すらない過酷な勤務体系、そして激務の中での人間関係だという。

その一方で、財務省は「民間並みにすべきだ」として介護報酬の切り下げを主張、政府は介護報酬を大幅に切り下げ、介護を利用する側のハードルも高くした。介護職員給与を月一万二〇〇〇円あげるための予算をつけたものの、介護報酬切り下げで事業所自体の経営は悪化するため、給与のかわりにボーナスは減らされてゆくだろう。

いったい国は二〇二五年になったら、あふれかえる高齢者をどうするつもりなのか?

だが政府にはちゃんと別の計画があった。

労働報酬を上げて国内の雇用環境を改善せずとも、もっと効率よく使える人材が海の向こうにいるではないか。

二〇一五年二月。

法務省は、日本で介護福祉士の国家資格を取った外国人が、そのまま日本で介護士として長期間働ける法整備をすることに決めた。在留期間は五年以内で検討しているが、更新できるので事実上の永住資格、いいかえれば移民政策だ。

さらに二〇一六年度から、今までは農業や製造業などに限られていた「外国人技能実習制度」を介護分野にまで広げ、外国人実習生は二か月の研修と一定の日本語ができれば、介護現場で採用できることになった。

だがこの「外国人技能実習制度」の介護利用について、警鐘をならす声もある。

「この制度は、途上国の学生に日本で技術を学ばせる国際貢献という建前ですが、実際はブラック企業化してしまっている。そもそも労働者を保護する制度として作られていないんです」

そういうのは、二〇〇七年からこの問題に取り組んできた指宿《いぶすき》昭一弁護士だ。

「実態は、中小企業が低賃金で使える労働力として扱われてしまっています。ここでは、憲法も労働法も機能していない。彼らを雇っている経営者の多くは、法律にしたがって残業代を支払ったら、実習生を使う意味がないよ、と言う。実習生たちも、本国に送金するから、と言われて通帳やパスポートを取りあげられて、ピンハネされたりしている。保証金や違約金があるから身動きがとれず、さらに職場は期間中一か所とのみ契約するので転職したり逃げ出すこともできない。声をあげられないので、過労死するまで働かされるケースもあります。自殺するケースも少なくありません」

外国人実習生を良い形で介護現場に送るためには、制度設計をもう一度見直す必要があると、指宿氏は言う。〈文句を言わない、安い労働力〉として求められている状態で、人手不足をうめるために彼らを受け入れれば、介護業界の賃金水準は確実に下がってゆくだろう。

介護現場の報酬を下げ続ければ日本人の介護職員はますますなり手がいなくなり、やがて日本で高齢者の介護をするのは低賃金の外国人という状態が定着する。

そうなれば政府は、「介護報酬はもっと下げられる」と、ほくそ笑むことだろう。

日本と同様に高齢化するアメリカでも、介護はビッグビジネスだ。

国内の介護施設の七割以上は投資家が所有しており、大型チェーン型の総合介護施設が雨後のタケノコのように増えている。介護職員の平均賃金は最低限にまでおさえられ、そのぶん急上昇しているのは株主利益と経営幹部の報酬だ。

だが人件費の削減には、質の低下という代償がついてくる。

カリフォルニア大学サンフランシスコ校が行った研究によると、こうした株式会社型の介護施設は、非営利の施設と比較して、人件費とサービスの質を極力下げている結果、従業員及び利用者の扱いにおいて危険レベルの欠陥が非常に多いという調査結果が出ている（"Low Staffing and Poor Quality of Care at Nation's For-Profit Nursing Homes"）。アメリカでは施設に入るお金がない高齢者が利用する訪問介護士の時給は平均八ドル（八〇〇円）だが、インフレで年々下がる実質賃金と不況のせいで介護士たちは条件が悪くても仕事を辞められないのが現状だ。

　このビジネスモデルを、日本に持ちこんだ際、犠牲になるのはいったい誰だろうか？

介護報酬切り下げ、外国人介護福祉士受け入れ体制、医療・介護・福祉施設をひとまとめにした「大型チェーン法人計画」「医療不動産投資信託」「国家戦略特区」……。アメリカの投資家たちが虎視眈々《たんたん》と上陸を狙う、高齢化最先端を走るここ日本で、政府は着々とその「おもてなし」体制を準備中なのだ。

第二章

（株）アメリカに学ぶ、大衆のだまし方

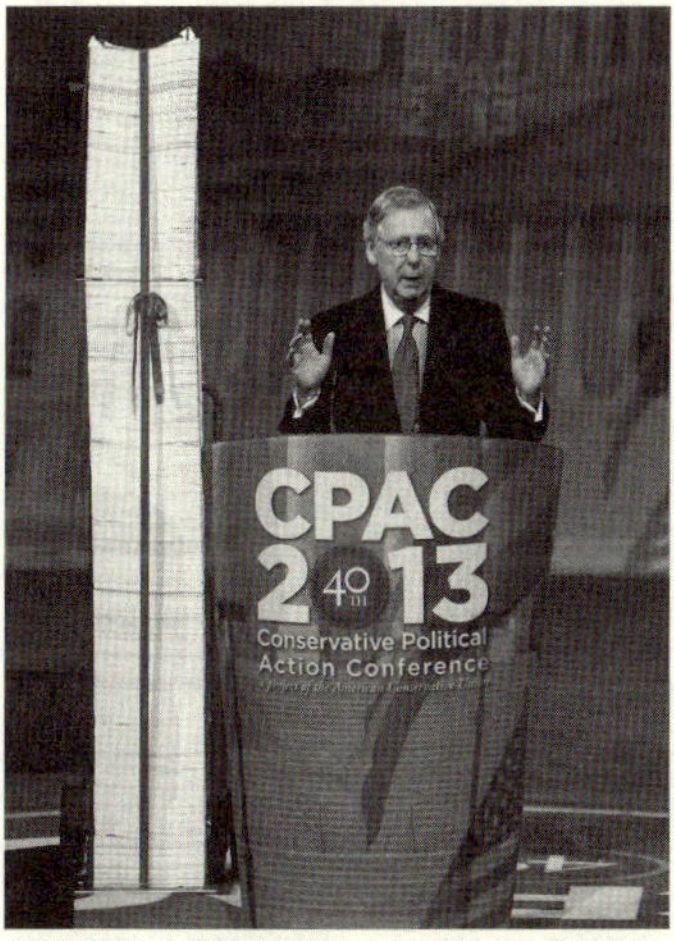

米共和党支持団体総会。オバマケア法案に見立てて積み上げげられた紙の山
写真：ロイター／アフロ

「オバマケアが成立したのはアメリカ国民が馬鹿だから」（by MIT教授）

前作で詳しく書いた、二〇一〇年に導入されたオバマケア。

回転ドアをくぐり政府の法律設計チームに入りこんだ医療保険会社重役が骨子を書いたこの法律は、全国民に民間医療保険への加入を義務づけながら（無保険者は罰金）、保険料やその適用範囲、薬価の設定などには規制をかけないなど、医産複合体の利益を損なわない内容になっている。

保険会社は病気などを理由に加入拒否できなくなった代わりに、自社の保険商品の利益を維持するため〈安い保険商品の廃止〉、〈保険料の値上げ〉、〈指定病院・医師リストを縮小〉、〈処方薬を保険から外す〉、などを実施した。

政府の薬価交渉権もないままなので、製薬会社は引き続き薬価を上げ放題だ。

この法律では、生活保護を受けるほど貧困ではないが、民間保険を買うには所得が少ない国民に、政府から月々の保険料の一部が補助される。

初めは問題が多かった政府のホームページも徐々に改良され、同サイトを通じて〈オバマケア保険〉を買う人も少しずつ増え始めた。

だが政府がさまざまな条件を課す民間の〈オバマケア保険〉は、大量のルールと提出書類、それに国からの治療費還元率の低さから多くの医師が診療を拒否、政府補助をもらい保険証を手に入れても、肝心の医者が見つからないケースが続出している。月々の保険料が安いプランを政府の補助で手に入れても、いざ治療を受けようとすると免責額（アメリカの民間保険は保険金が下りる前に治療費の自己負担がある）が高すぎて払えないという声も各地で拡大してきた。

さらに大統領が公言した〈オバマケアで年間二五〇〇ドル（二五万円）下がる〉とは裏腹に、保険料は値上がりを続け、中間層を中心に医療費支出の増額に悲鳴を上げている。

しかもこれからは保険を持っていなければ罰金だ。二〇一五年は大人一人につき年間三二五ドル（三万二五〇〇円）、子ども一人につき一六二・五ドル（一万六二五〇円）、または年収の二パーセントの、どちらか額が大きいほうが罰金として徴収される。

オバマ大統領と民主党議員には、共和党員はもちろんのこと、民主党支持者からも不満の声が高まり、二〇一四年一一月の中間選挙は民主党の惨敗となった。

同月。国民にとって、さらにショッキングな事件が起きる。

オバマケア創設チームのマサチューセッツ工科大学教授ジョナサン・グルーバーが、二〇一三年に行われた学会のパネルイベントで、同法の真相をこう語ったことが報道されたのだ。

「この法律はオバマケアが増税政策であることを伏せる形で書かれました。そこを明らかにしてしまったら、成立しなかったからです」

「都合の悪い情報は伏せること、それは政治的には非常に有効なのです。そもそも法律を通すためには、有権者の〈愚かさ〉というものが不可欠ですから」（CBS News, Nov. 13, 2014）

グルーバー教授の発言動画はたちまちネットを通じて全米に拡散され、多くの民主党議員の事務所には抗議の電話が殺到、大騒ぎになった。

教授の発言は事実であり、確かに〈オバマケア法〉は、民間保険への強制加入＝増税と解釈されないよう、非常にわかりにくく書いてある。

実際は、無保険者への罰金が国税庁によって翌年の税還付金から引き落とされることや、議会予算局がオバマケアにかかる支出をむこう一〇年で五〇〇〇億ドル（五〇兆円）と見積もっている試算などを見れば、この法律が増税政策と無関係だとは、考えにくいだろう。

だがもちろん、四〇万ドル（四〇〇〇万円）という巨額のコンサルタント料で政府と契約を結んだグルーバー教授は、しっかりとその報酬に見合う仕事をした。〈法律の都合の悪い部分は伏せる〉というこの戦略は、各地でオバマケアを解説する教授自身だけでなく、政権をスポンサーに持つアメリカ国内の商業マスコミや、政府から雇われた全米各地の保険販売所に至るまで、徹底されたからだ。〈中間層に増税しない〉というのは、オバマ大統領の重要公約の一つだった。

この暴露が共和党側でなく身内である民主党政権内から出たことが、〈愚かな〉まま据え置かれた国民の怒りを余計にあおることになった。

ネット時代は恐ろしい。

ユーザーたちはありとあらゆる場所から、情報を探しあててくる。

ことの重大さを軽く見ていたグルーバー教授本人は、すぐにそのことを身をもって知ることになった。

教授はテレビインタビューで、学会のパネルメンバーとして軽々しい発言をしてしまったと軽く釈明、だがネットユーザーたちはそんなことで逃がしはしなかった。釈明発言の数時間後、今度は教授があちこちの講演で、同じように有権者を馬鹿扱いしている動画が次々にネットに登場する。

二〇一三年一〇月にワシントン大学で行った講演でも、教授は「オバマケアは、国民が愚かすぎて内容を理解できなかったから成立した法律だ」と明確に発言している。

みるみるうちに拡散してゆく教授の失言動画や新聞記事に、民主党議員たちは完全にパニックになり、ナンシー・ペロシ下院議長は記者会見でこういった。

「オバマケア法の作成に、グルーバーなどという人物は関わっていません」

だがオバマケアを説明するホームページの「専門家分析コーナー」に大きく名前が載っているのは、他でもないグルーバー教授その人であった。

無論下院議長のこの自爆劇も、速やかにネットで拡散されてゆく。

教授と他人のふりをすればするほど泥沼にはまりこむオバマ政権民主党議員たちであったが、有権者の手前、できるだけ距離を置かざるをえず、苦しい立場に追いこまれている。

だが教授の発言こそが、ワシントンのエリートたちの本音だろう。結局国民の無知と無関心が、政治の裏側にいる強欲資本主義の面々に、やりたい放題させるのだ。

どこかで聞いたことがないだろうか。

〈法案の都合の悪い部分は国民に伏せる〉

〈法律を成立させるには、有権者の愚かさが不可欠〉

そして、一番肝心な部分を取り除いた形で、法案の素晴らしい部分ばかりを繰り返し宣伝する、政府と利害関係のある御用学者と大手マスコミ。

私たちの国日本も、グルーバー教授失言事件を、他人事だと笑っていられない岐路にたっている。

アカデミズムの権威を味方につけよ

アカデミズムの世界から、オバマケア法の成立に最大の貢献をしたのは何と言ってもハーバード大学だ。何年もの間、同大学の研究者たちはオバマケア法の正当性を強調し、二〇〇九年にはハーバード大学出身のアラン・ガーバー教授が〈オバマケアはアメリカの高騰する医療費支出と保険料を削減する最も適切な法律だ〉という公式文書をホワイトハウスに提出している。

ハーバード大学はオバマ大統領の熱心な支持者だ。二〇一二年の大統領選挙では六八万九一八ドル（約七〇〇〇万円）寄付し、献金者リストでもトップ5に入っている。ロビー活動にも余念がない。オバマケアを批判する声に対しては、速やかに反論する徹底ぶりだ。世界的に著名な大学の論調は、それだけで国民に対し説得力を持つ。だが同時に私たちは、アカデミズムも業界にとっての〈投資商品〉となりつつある事実に目を向けるべきだろう。

リーマンショックで明るみに出たのは、ウォール街に高額の報酬で雇われたハーバード大学やコロンビア大学の教授が、雇い主が望む規制緩和の正当性を論文等で世間に訴えていたという金融業界と官政の癒着関係だった。

当時主犯格と言われたローレンス・サマーズ氏は、元ハーバード大学学長で、その後オバマ政権の国家経済会議（ＮＥＣ）委員長に就いている。

これは効果的なやり方だった。権威ある大学の学者による主張は国民への影響が非常に大きく、政府の政策決定を左右するからだ。

だが〈オバマケア法〉に関しては、ハーバード大学の面々は後でそのツケを払うことになる。

二〇一五年一月。

ニューヨークタイムズ紙はハーバード大学の教授群がオバマケア法に不満の声を上げている事実を報道した。同法の施行により、教授たちが大学を通して加入している職員用医療保険の月額保険料が値上がりすることがわかり、反発の声が出ているという。

〈一般市民よりはるかに優遇された医療保険を大学側から提供されている特権階級の教授たちが、いまさら何を言っているのか〉

〈自分たちがさんざん宣伝した悪法の、返り討ちにあっている〉

同記事に対する国民の反応は、冷ややかなトーンに満ちていた。

教授たちはあわてて反対票を投じるも時すでに遅し、保険料値上がりの決定は翻せなかった。

同大学のリチャード・トーマス古典学教授はニューヨークタイムズ紙のインタビューで、この値上がりについてこんなセリフで怒りを表現している。

「まったく嘆かわしい。これはね、大学が企業化され出したサインですよ」

同じくハーバード大学のジェリー・グリーン経済学教授のコメントはこうだ。

「この制度（オバマケア）は保険料を値上げすることで国民に治療を受けにくくさせ、重病人を増やしている。いったい世界のどこに、病人から税金を取る政府がいるというのか?」（New York Times, Jan. 5, 2015）

自分たちが大学をあげて法案成立の旗を振ったことは、すっかり忘れているらしい。

「欠陥保険を売るだけの簡単なお仕事です！」

保険契約一件につき五八ドル（五八〇〇円）という額を聞いた時、ポール・マルティネスは自分がつばをのみこんだ音が上司に聞かれなかったかどうか、冷や汗をかいたという。

テキサス州ダラスにある市民団体の支部でアシスタントスタッフとして働く時給九ドル

(九〇〇円)のポールにとっては、びっくりするような報酬だったからだ。

「オバマケア保険を住民に売るんだ。彼らは保険を必要として困っているが、そのくせ何もわかっていない。難しいことは言わず、簡単な言葉で説明してやるように」

二〇一〇年に導入された民間皆保険制度「オバマケア」。

ポールも何となくその名前をニュースなどで耳にしていた。

誰もが加入できるようにと、オバマ大統領は「メディケイド」の受給条件をゆるめ、保険会社が病気を理由に加入拒否することを禁止したり、民間保険にはあらかじめ妊婦医療や内視鏡検査などを入れるよう義務づけるなど、ずいぶん頑張ってくれたらしい。

ポール自身もそれまで、月々の保険料を支払う余裕がなくて無保険だった。だがオバマケア成立で、毎月のかけ金の一部を政府が補助してくれることになり、やっと民間の保険に加入できたのだ。あの時上司は喜んでくれたけれど、実はいざ使おうとすると免責額が三〇〇〇ドル(三〇万円)もかかることがわかり、結局保険証があっても医者にかかれないなら罰金のほうが安いだろうと解約し、再び無保険者に戻ったことはまだ告げていない。

それも理由の一つなのだろう。

新規加入者は伸びず、政府はじゃぶじゃぶと税金を使い、今度は全国にいるポールたちのような市民団体に巨額の予算を与えることで、オバマケアの販促活動を始めたようだ。

ポールは素早く頭の中で計算した。

一人五八ドルということは、一日五人売れば二九〇ドル（二万九〇〇〇円）になる。それはポールが一週間働いて得る給与とほぼ同じだった。

ポールは保険の仕組みなどまるっきりわからなかったが、この「オバマケア保険販売」のナビゲーターという役職は、上司が言うには五時間の講習を受けただけで合格だという。

だが実際行ってみると、講習はあいさつの仕方や目線の合わせ方、相手が不安そうにしている時の受け答えなど、保険の仕組みとは直接関係がない内容ばかりだった。周りを見回すと、ポールのような市民団体系職員らしき人間や、赤ん坊を抱えた若い女性など、さまざまな顔ぶれが集まっていた。共通しているのはたった一つ、皆、金に困っていそうなことだった。

一つだけ繰り返し強調されたのは、とにかくこのオバマケア保険をできるだけ多くの住民に売るように、それが非常に重要だということだ。

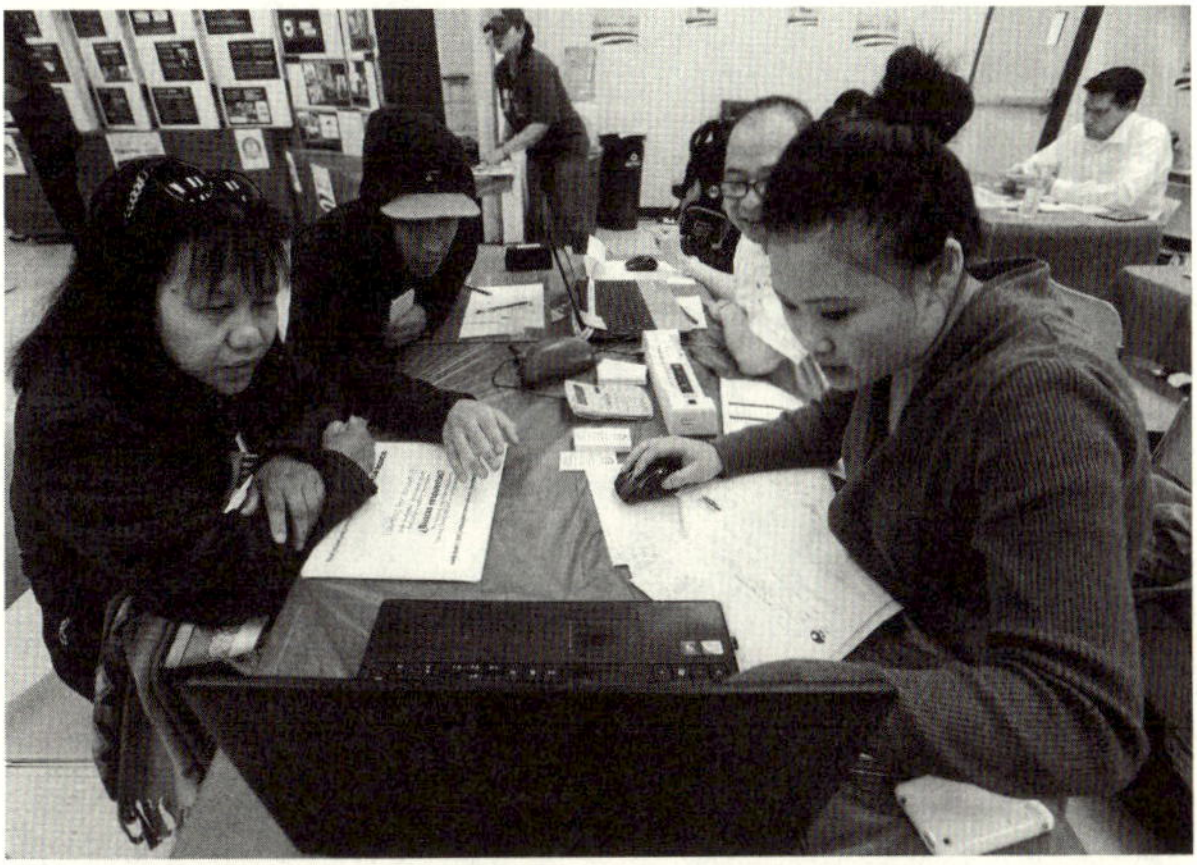

米医療保険制度改革の登録期限最終日。右の女性がナビゲーター
写真：AP／アフロ

講師はポールたち受講生一人一人の顔をじっと見て、強い口調でこう言った。

「迷っている人がいたら背中を押してあげて下さい。問題がある場合には、柔軟な対応が求められます、わかりますね？」

「ナビゲーター」とプリントされた星形のピンバッジを胸につけ、その日からポールはコミュニティセンターの部屋に設置されたテーブル越しに、オバマケア保険を売り始めた。

上司の言うとおりだった。

次々に訪れる住民たちは、およそ医療保険の仕組み自体を全くわかっていなかった。彼らに共通しているのは「オバマケア法のおかげで、自分も政府補助を受けて保険に加入できるらしい」という期待に満ちた表情だ。

同じく保険の仕組みについて理解できていないポールだったが、ありがたいことにパソコン画面に相手の個人情報を入力してゆくと、大体の保険料が出てくるようになっている。ポールはそれを使ってさくさくと進めていけばよかった。

たまに算出される保険料が高くなりすぎると、ポールは講習で習ったように「柔軟な」アドバイスをした。例えば喫煙者には禁煙と申告するように、自営業者には補助金が欲しければ現金収入についてはふせておくように、といったような助言の数々だ。住民たちはみなポールの親切に感謝し、満足して帰って行った。ポールもにこやかに笑顔で挨拶を返しながら、テーブルの下でオバマケア保険に加入させた人数をメモしていた。

「最初は何とも思わなかったんです」

ポールはナビゲーター業務について、こう語る。

「みな保険に加入できて喜んでいたし、僕自身も高額コミッションがもらえて助かりましたから。でも何か月かするうちに、だんだんうんざりしてきたんです。最初は弱者救済をしているつもりでしたが、よく考えたら自分のしていることは民間保険のいんちきブローカーと一緒じゃないかって。

保険に加入すると、彼らはほっとした表情を見せるんですが、実際には選択肢は増えてなんかいない。今まで職場を通して入っていた保険がオバマケア法の新しいてんこ盛り条件で解約され、新しいオバマケア保険ではかかれる病院リストが前よりずっと減らされている。

オバマケア保険は支払い率が七割くらいしかないから、診察してくれる医師自体が見つからない。人によっては自分と同じで、保険料は政府が補助してくれても実際病気になると免責額が高かったり薬が保険から外されていて、治療をあきらめざるをえない仕組みになっている。そのうち自分が、何だか笑顔でうまいことを言って欠陥商品を売りつけているような、嫌な気分になってきたんです」

この光景をどこかでみたことがある、と思った。

そう、イラク戦争の時に米軍リクルーターが使ったのと同じ手法だ。学費が出る、医療保険に入れる、などと、甘い言葉を並べて高校生を勧誘する軍のリクルーターたち。だがふたを開けてみると、彼ら自身も数年前に同じように騙されて入隊し、前線に行かされることを回避するため、毎月一七人の新兵勧誘というノルマ達成に必死になっている。餌をぶら下げた競争原理を導入し、社会的弱者に、本来同じ立場にいるはずの別な弱者を襲わせる、あのシステムだ。

あの時国民の税金から使われた、巨額なリクルーター費用を思い出す。ポールの所属する団体のダラス支部がオバマ政権から受け取った報酬額を調べてみると、二〇一三年の一年だけで三七万六八〇〇ドル（約三八〇〇万円）という法外な額だ。

大体、病歴や収入や社会保険番号のような、企業にとって商品になる個人情報を、資格もないナビゲーターにペラペラ教えて大丈夫なのだろうか？

無論大丈夫ではなかった。だが、この時の個人情報が、グーグルやマイクロソフト、大手広告代理店に流れていたことが明らかになるのは二〇一四年。法律が成立してから四年もたった後だった。ナビゲーターが入力した断片情報を得た民間企業は、その個人の検索パターンと組み合わせるだけで本人を特定できるうえに、政治的思考やたどってきた歴史など、さまざまなことがわかってしまう。

「ナビゲーターのことは、問題にならないのですか？」

私が聞くとポールは首をかしげた。

「さあ、僕のようにコミッション目当てで適当に売ってるナビゲーターが全米のあちこちでみつかってるみたいですけど。ただ批判しているのが共和党なので、民主党支持の国民はそういう報道を端っから無視してますね」

法案は三〇〇〇ページ！（注・誰も読み切れません）

全国民に、病気のあるなしにかかわらず手ごろな値段の保険を提供し、年間保険料を平均二五〇〇ドルも下げると約束したオバマケア。実施してみたらその約束がすべてひっくり返る欠陥だらけの法案に、いったいなぜ民主党の国会議員たちは疑問も持たず賛成票を投じたのだろう？

「愛国者法と同じパターン、いやそれよりはるかにひどかったからでしょう」

共和党のミッチ・マコーネル上院議員は、三〇〇〇ページの内容に関連規制を追加して天井までつみあがった合計二万ページの紙の束を「オバマケア法案二万ページ」のキャプションつきでインターネットにアップした。

六〇〇ページの愛国者法がスピード可決された時は、「テロとの戦い」という緊急事態下で議会全体がぴりぴりしていた。だが今回は何と言っても医療保険会社が書いた法案で、ちゃんと読むとどう考えても、国民に受け入れられない内容だ。

そこで法案設計チームはどうしたか。

とにかくやたらにページ数を増やしたのだ。そして医療保険会社が書いた骨子にさまざまな利益団体の要望をふんだんにつめこんだために、できあがってみたら切り貼りされたパッチワークのような、整合性のないシロモノになったという。

だが三〇〇〇ページという前代未聞の法案の束は、採決する側の議員たちには確実に大きなインパクトを与えた。

公設秘書が三人しかいない日本の国会議員と比べ、アメリカの国会議員には公費で雇える秘書がたくさんいる。下院議員一人につき、常勤秘書一八人と非常勤秘書四人（秘書雇用手当は公費で一億円近く認められている）、上院議員は無制限に雇えるようになっており、平均四四人、中には七〇人以上の秘書を抱える議員もいるほどだ。彼らの多くは単なる秘書業務だけではなく、さまざまな専門性を持った優秀な人材が選ばれる。

法律は一度成立してしまうと、社会に大きな影響を与える。それだけに、アメリカでは法案を精査する過程が重要視されているのだ。

だがさすがに、三〇〇〇ページの法案には歯が立たなかった。

ワシントンの元医療ロビイストのネイサン・ジンバーグ氏はこの手法の効果を、こう指摘する。

「政敵の共和党議員たちが全員反対したことはともかく、民主党議員たちはあとで『話が違う』と支援者に説明を求められ、皆しどろもどろでした。これは法案設計チームの作戦勝ちでしょう。ただでさえ難解な法律用語の羅列なのに、採決直前に三〇〇〇ページときたら、誰も読み切れないですよ。シンプルですが、実に効果的なやり方です」

下院のナンシー・ペロシ議長が、記者会見の席で思わず吐いた次の台詞《せりふ》が、あとで共和党の激しい攻撃の的になったことは言うまでもない。

「とにかく早く法案を通過させましょうよ、そしたら中に何が書いてあるかわかるんだから」

国が買うから遠慮は無用！　薬の値段はどんどんあげろ！

世界一高いアメリカの医療費を毎年ぐんぐん押しあげている最大の原因は、何と言っても「薬代」。繰り返すようだが、アメリカは日本と違い政府が薬価交渉権をもっていないため、製薬会社は自社の薬に好きな値段をつけ放題、まったくの一人勝ちだ。

オバマ大統領が「オバマケア」を導入し、薬代自己負担ゼロのメディケイドの受給条件をゆるめ受給者を大量に増やしたことで、誰よりも小躍りしたのは製薬会社だった。なにせメディケイド患者が薬を処方されるたびに、政府を通して税金が製薬会社に流れこむのだ。患者数が増えればそれだけ、国が買ってくれる薬も増える。

製薬企業は、早速ただでさえ高い薬の値段をさらに上げ始めた。

遠慮はいらない、どんどんあげろ。二倍、三倍は当たり前、ひどいときには四倍の値札をつけてゆく。

二〇一〇年にオバマケアが導入されてから、アメリカの薬価は信じられないようなスピードで値上がりしていった。だがこの変化について、ほとんどの国民は気づいていない。オバマケアを激しく批判していた共和党が、この件に関してだけは沈黙しているからだ。

いったいなぜか？

ここに二大政党神話のからくりがある。八〇年代以降、規制緩和とグローバル化によって国内製造業がスカスカになったアメリカで、労働組合の支持基盤を失った民主党は寡占化で巨大化した製薬業界に飲みこまれていった。すでに選挙が「投資商品」のひとつとなったアメリカで、ウォール街や巨大利権産業といった一パーセント側は、共和党と民主党両方に賭けることで、リスクを最小にできるのだ。

ワシントンでは選挙が近づくと、こんなジョークが飛び交うという。

「小さい政府と自己責任論で一パーセントを潤してくれる共和党、大きい政府と大増税で、福祉を通した税金を一パーセントに流してくれる民主党、どっちになっても結果オーライ！」

オバマ民主党は選挙でたっぷり献金してくれた見返りに、オバマケア法でメディケイド福祉を拡大し、医産複合体に巨額の税金を流し入れてくれた。

だが、一パーセントの飽くなき欲望は、これだけでは満足しなかった。

「足るを知る」などという言葉は、強欲資本主義の辞書にないのだ。

大企業天国のアメリカで、せっかく値札付け放題の権利を手にしているのに、利益拡大の邪魔をする、いまいましいあの存在をなんとかしなければ。そう、アメリカで唯一、製薬企業に対し薬価交渉権を持つ、〈メディケア〉だ。

すぐさま業界の忠実な機動隊である〈凄腕ロビイスト〉たちが動き始めた。

だが今回は、ターゲットが高齢者という大票田なだけに、国会議員たちも慎重だ。

オバマケア導入後に下がる約束だった保険料が高騰したことで怒っている有権者を刺激したくない民主党議員は、確実に反対に回るだろう。

細心の注意を払って事を進めねばならない。彼らは民主党ではなく、自分たちの息のかかった共和党議員を中心に、少しずつアプローチをかけることにした。

そして、オバマケアの時と同様、医産複合体の要求がたっぷりと盛りこまれた法案が、ロビイストたちによって書き上げられた。

その量なんと一〇〇〇ページ！

肝心のオバマケアの三〇〇〇ページには負けるが、それでもすさまじい量だ。議会や国民が反発しそうな法案ほど、難解な用語をちりばめて、ページ数を極力多くする。これはワシントンのロビイストたちの間ではすでに〈お約束〉になっている。

だが念には念を入れ、事前に読破されないように、法案は採決当日に各議員の部屋に届けるように手配した。

最初は共和党議員数人が反対に回ったため成立にいたらなかったが、ロビイストたちはそんなことで簡単にあきらめはしない。彼らは反対派の議員たちを三時間かけて（議員には次の選挙というアキレス腱がある）説得し、再度の採決で成立させた。この一連の動きが国民に知られないよう、採決自体は深夜にひっそりと行われた。

二〇一二年。

ロビイスト機動隊の粘り強い努力が実を結び、ついにアメリカで「新メディケア法」が成立する。高齢者処方薬が、ついに製薬会社の手に落ちた瞬間だった。この法案成立に貢献した一五人が、その後めでたく製薬企業ロビイストとして迎えられたことは言うまでもない。年間報酬は一人平均二〇〇万ドル（二億円）だった。

有名医療サイトを真っ先に買収せよ！

医療費が法外に高いアメリカでは、国民の三割以上が定期的にインターネットの医療・健康情報にアクセスしており、オンラインヘルスケア市場は激戦になっている。中でも最大手の医療健康情報サイト「WebMD」は、一八〇〇万人規模のユーザーを持ち、多くの国民が信頼する検索サイトだ。

「我が家のバーチャルドクターみたいなものです」

そういうのはブルックリンに住むルネ・ジョンソン氏だ。

「具合が悪い時、医者にいったら何時間待たされるかわからないし、後でくる高額の請求書も怖いですからね。すぐにWebMDを開くんです。ここは医療の専門家が情報を提供していて信頼できるし、本当に役に立っていますよ」

WebMDには「症状別チェッカー」というコーナーがあり、性別と年齢を入力し、今出ている症状について質問に答えてゆくと、最後に応急処置のアドバイスが出てくる。サイトが提供しているのは症状チェックだけではない。健康全般に関わる情報、病気に関する医学情報、薬の効果や成分、副作用などの情報、最寄りの医者や病院の検索など、とても幅広いのだ。

WebMDを利用する医師たちの間でも、自分の患者がこうしたサイトで医療情報を得ることに賛成の声が多い。

ルイジアナ州アカディアナのインディラ・ガースン医師は、自分の患者には積極的にこうしたサイトで知識を得るようすすめるという。

「患者さんが自分の身体の状態や薬について、もっと関心を持ってくれることは、本人だけでなく医師にとってもプラスなんです。もちろん商売目的の怪しげなサイトには十分注意しなければなりませんけどね、WebMDや政府系の公式サイトならまず大丈夫でしょう。患者さんはWebMDで自分の病気や処方薬のことを調べて、次回の診療の時にあれこれ質問してきますよ。患者さんとの信頼関係もスムーズになるうえに、正しい方向に導いてあげることで、はるかに無駄はなくなりますね」

〈正しい方向に導いてあげることで、はるかに無駄はなくなりますね〉

時の政府もガースン医師と、二〇〇パーセント同じ考えだった。

＊

二〇一三年一一月。ワシントンタイムズ紙は、WebMDがオバマ政権と四八〇万ドル（四億八〇〇〇万円）の「オバマケア宣伝契約」を結んでいた事実をすっぱ抜いた。

同紙が入手した内部文書の料金メニューによると、「医療科学の前進コーナー」にオバマケア保険制度を肯定する記事を掲載した場合、五〇〇〇文字ごとに一二万六八二六ドル（約一二七〇万円）、四分間動画コーナーで識者がオバマケアの肯定的解説をすると一本約七万ドル（七〇〇〇万円）、最も高額なのは、八項目からなる〈オンラインオバマケアクイズ〉で、こちらはなんと一セットで一四万ドル（一四〇〇万円）以上の高値がついている。

「信じられません。信頼に足る中立なはずのサイトが、巨額の報酬と引きかえに、政権にとって都合のいい政策に国民を誘導する情報を仕込むなんて。しかもその宣伝料は、国民の税金から出ているのですから」

ガースン医師は、ショックと怒りをこめてそう語る。

だが本当に「中立」なのだろうか？

資金源が民間の医療機器メーカーや製薬会社であるWebMDにとって、政府は大事な大口スポンサーだ。まったく中立であると考えるのは現実的ではないだろう。

芸能人とコメディアン、連ドラですりこめ！

ホワイトハウスは常に、大衆が何によって影響されるかの研究に余念がない。

ブッシュ大統領による「経済徴兵制」確立に貢献したことで有名な教育改革「落ちこぼれゼロ法」が登場した際、保守派に人気の黒人政治評論家が、報道番組でさんざん「落ちこぼれゼロ法」をほめまくり、しばらくたって政府に二四万ドル（二四〇〇万円）で買収されていたことが発覚した。

さらにこの時期、イラク戦争推進のプロパガンダにもたっぷり税金が使われていたことが暴露され、民主党はかつてないほどに激しく、ブッシュ共和党政権を批判した。

だがこの二つのプロパガンダのもたらした効果が絶大だったことを誰よりも胸に深く刻

んでいたのは、他でもない民主党だったようだ。

政権交代がおこり、やっと自分たちの番がやってきた時、彼らには何をすべきかがよくわかっていた。

二〇一二年九月。ニューヨークタイムズ紙は、カリフォルニア州がオバマケア広報のために、広告代理店と九〇万ドル（九〇〇〇万円）の契約をしていた事実をスクープした。

受注したのは大手広告代理店のオジルビー社、契約金は政府がカリフォルニア州に支払った二億三七〇〇万ドル（二三七億円）の経費で十分まかなえたという。

二〇一四年四月。芸能人のゴシップ専門サイト〈ポップシュガー〉に登場したオバマ大統領上級アドバイザーのバレリー・ジャレット女史は、番組ホストにわざわざロサンゼルスにオバマケア宣伝に来たのかと聞かれ、堂々とこう答えている。

「ハリウッドのテレビ番組や連ドラ、映画の脚本家にオバマケアについて書かせるのよ。それと重要なのはセレブね。特に私たちがこの法律のメインターゲットにしている若者層と同年代の有名スポーツ選手。

しょっちゅうけがをする彼らに、こんな台詞を言わせるんです。

『なあ、人生はいつ変化球を投げられるかわからないぜ。道でうっかり転んで、気がついたらERに運ばれてるってわけだ。何千ドルもの治療費なんか払えるかい？』ってね」

やるときは徹底的にやる性分のジャレット女史は、マーケティング調査の結果をくまなく分析していた。

NBCやCNNニュースだけでは若者層の関心を引くには不十分だ。

そこで人気のコメディチャンネルの脚本にも指示を出し、オバマケアを扱ったパロディをたっぷりと流させる手配をした。

ただしオバマケア制度の欠陥や、実際に問題になっている保険料高騰などのマイナス要素は一切はぶくよう、脚本家にはあらかじめしっかり念押ししておく。連続ドラマやコメディは、視聴者を非日常の世界につれてゆく力を持っている。テレビを見ながらその中の登場人物や状況に感情移入する時、人間の脳は〈批判的思考能力〉を失い、きわめて無防備な状態になるという。

政策の中身を理解できなくとも、若者たちはオバマケアの存在が脚本に盛りこまれた番組を見ているだけで、無意識にこの制度に親近感を持つようになるのだ。

カリフォルニア州ハンターズ・ポイントで地方紙の編集長を務めるマリー・ラトクリフ氏は、アメリカ国内の番組にはこのようにかなりの数の〈エセニュース〉が紛れこんでいると言う。

「連邦通信委員会（FCC）の調査が追いつかないのです。最近ではコメディやテレビドラマなど、ソフト路線のプロパガンダも急増していますから、ニュースを見ない若者も簡単に誘導されてしまう。巨額の利権が発生する分野については、まず疑いの目を持ってみるべきでしょう」

だが一般国民がにせものと本物を、そう簡単に見分けられるだろうか？

とりわけ日本人は世界でも、〈大手マスコミを鵜呑《うの》みにするランキング〉でトップの座を維持している国民だ。

そう言うと、ラトクリフ編集長からは、私の大学院時代の恩師と同じ言葉が返ってきた。

「そう難しくはありません。とにかく最低限、資金の流れをチェックしてみることです」

「日刊ゲンダイ」は政府広告費を鋭く批判する（二〇一二年九月一五日、二〇一五年二月二二

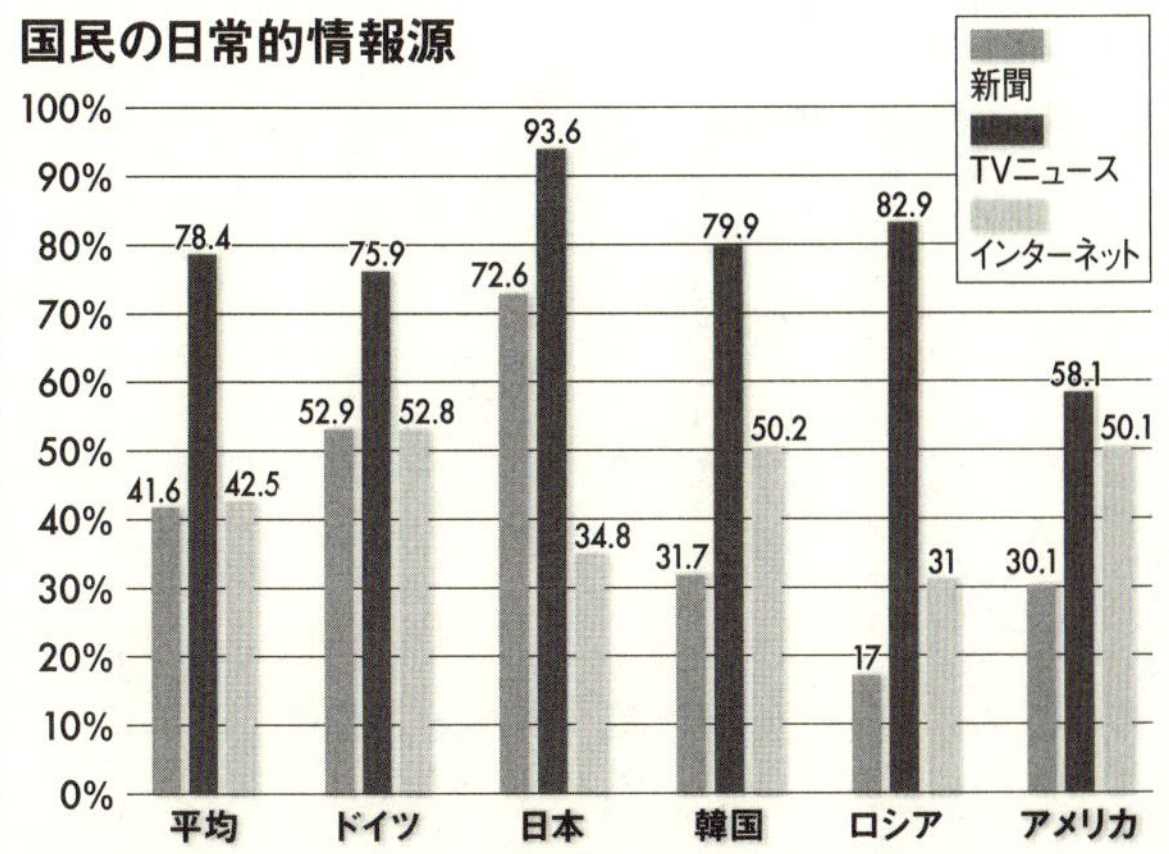

World Values Survey Wave 6 : 2010-2014をもとに作成

日)。

二〇一二年九月一〇日から一六日までの七日間。

日本国内の民放テレビ各局（日テレを除く）では、毎日一〇回以上、あるCMが流されていた。平日は朝六時から八時、夜は一八時から二五時までの時間帯だ。内容は、「社会保障と税の一体改革」の大々的な宣伝。CMは若い母親と赤ちゃんのショットから始まる。母親が嬉《うれ》しそうな顔で言う。

「社会保障と税の一体改革って、子育ても支えてくれるんですね！」

次におばあちゃんと若者が登場し、感激した声で一言、

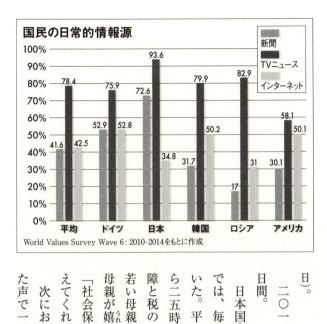

「ばぁちゃんたちも、ぼくたちも、支えてくれるんだね、一体改革って！」

続いてはパートの女性が登場し、ウキウキと弾んだ声が聞こえてくる。

「へぇ～、私らでも将来、希望が持てるじゃない！」

ここでナレーション。

〈始まっています。社会保障と税の一体改革〉

だが実際は、始まってなどいなかった。

政府は〈社会保障と税の一体改革〉を先送りしていたうえに、議員定数、独立行政法人と特別会計の数、公務員給与削減など、この時並べた約束をひとつもまともに実行せず、ひとつだけ残ったのは、CMに登場した若いママや赤ちゃん、おばあちゃんと若者、パート労働者全員の暮らしをさらに苦しくする〈消費税増税〉だった。

CM費用は二億円。もちろんすべて税金だ。アメリカでも日本でも、テレビCMには絶大な効果がある。私たちは普段何気なくみる番組に、大きな影響を受けているからだ。国や社会や暮らしの形を、いつの間にか変えられてしまわないために、ラトクリフ編集長のいうように、広告予算の動きくらいはチェックしよう。

さて、二〇一五年度予算をみると、安倍政権は「政府広報予算」をどーんと大きく増やしている。前年二〇一四年度の六五億三〇〇万円から三割アップの八三億四〇〇〇万円！すごい大盤振る舞いだ。この予算のほとんどは、テレビのＣＭや新聞広告となって、大手マスコミの懐に入るのだ。

不況下で民間企業が真っ先に広告費を削るなか、政府広報予算の三割アップは大手マスコミにとって涙が出るほど救いになる。

「マスコミの使命は政府の監視、金で政府の宣伝をするような広告は拒否すべきだ」というのは理想だが、現実にはどの放送局も新聞社もしっかり広告費を受け取っている。

新聞通信調査会による全国世論調査のデータによると、メディアの情報信頼度に関しては、こんな結果が出ている（「全面的に信頼している」を一〇〇点とした場合）。

一位　ＮＨＫテレビ　七一・一点
二位　新聞　六九・二点
三位　民放テレビ　六〇・二点

四位　ラジオ　　　　　　　五九・七点
五位　インターネット　　　五四・〇点

私たち日本人は、世界でもっとも大手マスコミの情報を信頼する国民だが、情報の出所であるマスコミの台所事情と政府広報予算の動きはしっかりチェックして、割り引いて情報に対するべきだろう。

私たちから集めたお金を国が何に使うかに無関心な国民ほど、政府にとって都合がいい。特に、一〇億円以上政府広告費が増やされる一方で、社会保障費は削減され、医療や介護の自己負担が次々にあげられている今、私たちが黙っていれば、今後ますます政府にやりたい放題をさせてしまう。

マスコミさん、医師は「悪役イメージ」でよろしく

オバマ政権と広告代理店が共和党や有権者以上に、もっとも神経を使った存在がいた。

医師たちだ。

彼らは国民にとって信頼感がある専門家であるうえに、政治からは中立だと思われている。患者にとって自分や家族を担当する医師は、いのちがかかっているからこそ、時に神のような立ち位置で影響力を持ってしまう。

さらに全米に数十万人単位で存在する医師は、数の力としては労働組合につぐ政治力を持ちながら、政策の矛盾を誰よりも現場で感じている。ひとたび団結したが最後、どんな影響をおよぼすかわからない存在なのだ。

アメリカで医療が出来高払いだった時代、医師たちは今よりもずっと余裕を持っていた。患者とは人間的な関係を結び、経済的にも豊かで、社会の中で尊敬されていた。

だが八〇年代に医療費抑制の名目で、定額払いのマネージドケア制度を導入した頃から、医師の報酬は減らされ、必要書類など、医療と関係ない業務量が急激に増えてゆく。

政府とマスコミが、医師は強欲な儲け主義であるという歪《ゆが》んだイメージ戦略を開始したのも、ちょうどこの頃からだ。

「民間医療保険だけでなく、公的医療であるメディケアやメディケイドの還元率がどんどん引き下げられていくにつれ、政府は医師たちから不満の声があがるのを恐れたのでしょう。マスコミに、私たち医師についてネガティブなイメージを与えるような報道をさせるようになりました。オバマケアに関しては、既得権を守ろうとして反対している、という記事を書かれたりですね」

ニューハンプシャー州在住の消化器内科医のマコーヒー医師は、オバマ大統領が二〇〇九年に地元のタウンミーティングでした発言を、今でも忘れられないという。

「大統領は糖尿病を例にあげて、医師は患者を前に頭の中で診療報酬の計算をしているのだと話していました。糖尿病を予防するより、壊死した脚を切断したほうがたくさん報酬が入るだろうと考えているんだと。まるで医師は金儲けのことしか頭にない強欲な人種だと言わんばかりでした。そして最後にこう言ったのです。だから政府が介入して、患者の医療負担を節約してみせましょうと。あのときのことを思い出すたびに、ショックと怒りがこみあげます。あれは明らかに、医師を悪者イメージにした、オバマケアの前宣伝でしたから」

そしてオバマケアが導入され、政府は本当に医師を管理するようになった。

「政府はますます私たちに対する規制を増やし、提出書類の量も増やしているんです。オバマケアで治療法も事細かく政府に決められ、それ以外の治療をすると一回目は一〇万ドル（一〇〇〇万円）の罰金、二回目は刑務所です。

医師は完全に心身ともに奴隷のような状態におかれました。これで今後も医療現場から、政府の医療政策に対する医師たちの反対の声が出る心配をする必要はなくなったわけです。医師たちはオバマケア後、前にもまして、政治への関心どころか自分の寝る時間もない状態になりましたから」

それはここ一〇年の間に、競争の激化と株式会社参入、職員の厳罰化によって正規雇用をどんどん辞めさせ、非正規教師と入れ替えることで組合をつぶし、バラバラに分断された「教師」と同じパターンだ。

だが教師をつぶせばそのしわ寄せが子どもたちに行くように、医師たちを過酷な労働環境の中でおしつぶし、沈黙させることで医療の質が下がれば、最終的にそのしわ寄せは、患者や彼らが住む地域、そして国全体に及んでゆく。

日本でも有名なのは、マスコミから「強欲村の村長たち」として悪役イメージで描かれている日本医師会だろう。

だが考えてみてほしい。さまざまな見方はあるにせよ、現時点で日本医師会以外に、まとまった数の力とともに医療政策について政府に直接意見を言える団体はないのだ。患者である私たちと彼らが敵対すれば、ほくそ笑むのは誰だろう？

「政府やマスコミが医師たちを積極的に仮想敵にし始めたら要注意です」

マコーヒー医師は断言する。

「なぜなら真のターゲットは私たち医師ではなく、その先にあるあなた方患者のいのちと健康なのですから」

第三章

マネーゲームから逃げ出すアメリカ人

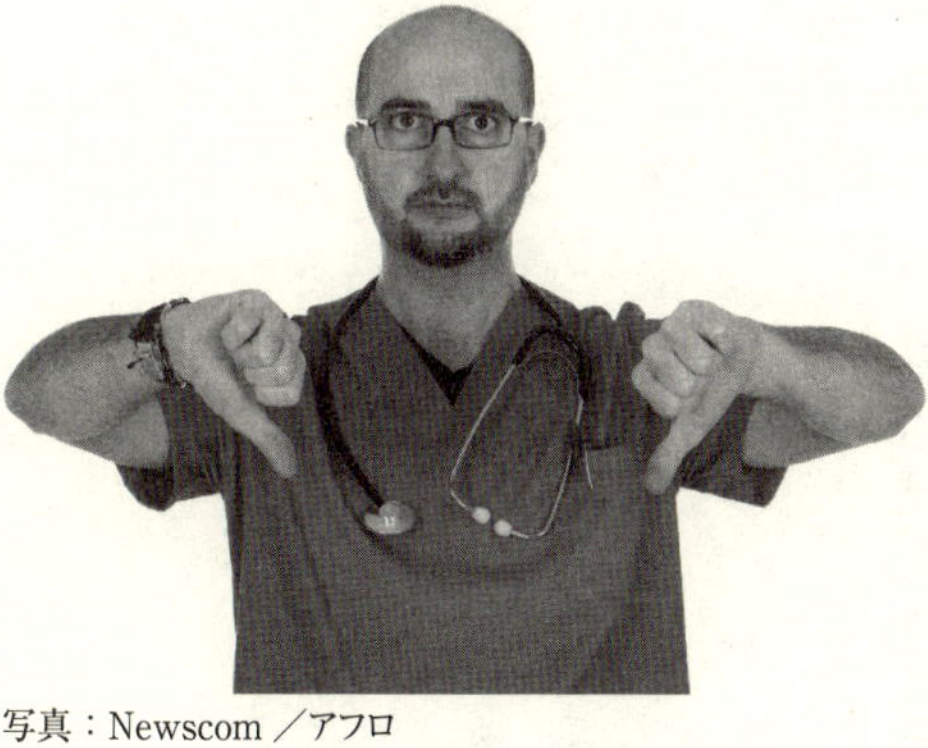

写真：Newscom ／アフロ

「もう奴隷は嫌だ！」ついにキレた医師たち

「商品化」されたアメリカ医療の最大の犠牲者である医師たちがついにキレ始めた。

「オバマケア」がとどめを刺したのだ。

まず、患者一人一人プランが違う民間保険の事務手続きだけで、ただでさえ膨大だった書類作成に加え、オバマケアの導入で新しい治療コードが二九倍に増えた。

オバマケア保険に加入した新規の患者が押しかけ、入力すべき書類は山積みだ。一か所でも漏れがあると医療費は還元されないので余計な神経を使い、いつもぴりぴりしている。たとえ申請が通っても、オバマケア保険、メディケア、メディケイドの患者の治療費は、八割以下しか戻ってこない。

オバマケア法施行後、へとへとになって燃え尽きる医師が急増した。

何よりも辛いのは患者の顔を見る時間もなくなってしまったことだと彼らはいう。患者一人に費やす時間は最長でも一五分だ。

「顔なんて見ていられない、パソコンの液晶画面か、書類に目をやっている間に診療時間が終わってしまう。患者が部屋を出て行ったあとは、顔も思い出せないんです」

ついに限界に達した彼らは、次々にこのシステムの外に逃げ出し始めた。

「一日中トイレにも立てず、表情のないロボットみたいな自分の顔を鏡で見た時、思わず叫んでいました。もう保険会社の奴隷はやめる！　と。そう、保険会社との契約を解約したんです」

コロラド州デンバー在住の内科医リンジー・デイビッドソンは言う。

「目の前の患者にとって最良の治療法を知っていながら、それをしてもいいかどうかをびくびくしながら保険会社に確認する毎日は精神的に地獄でした。オバマケアで新しく保険証を手にした人が殺到しても、想像を超えた書類の量と政府から戻ってくる医療費の低さを考えると、とても新規の患者を診られない。だから保険会社との契約を全部打ち切って、昔ながらのやり方に戻したのです」

「保険を使わない診療ということですか？」

「そうです。患者さんは月々か年間で定額料金を払えば、いつでも診療が受けられます。

直接支払い式に切り替える医師数はオバマケア成立後に急増中

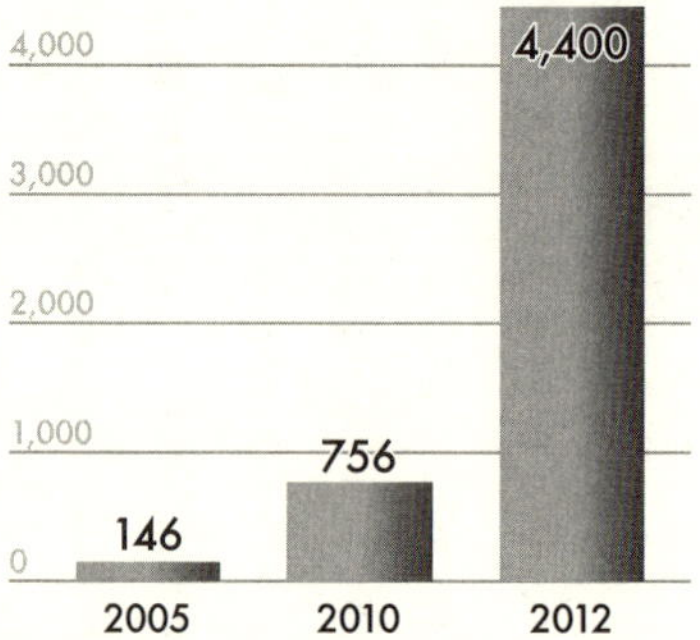

Daniel McCorry,'Direct Primary Care: An Innovative Alternative to Conventional Health Insurance', Backgrounder, Aug.6,2014より

今まで一日の半分を費やしていた、政府や保険会社への請求書類作成から解放されたぶん、一人の患者さんにじっくり三〇分以上使えるようになりました。治療方針も医師である私が決められます。患者さんの数は三〇〇〇人から五分の一の六〇〇人になりましたが、医療の質は確実にあがりましたし、何よりも私自身がとても幸せなんです」

デイビッドソン医師のように、間に保険会社を入れる通常のスタイルから、この「直接支払い型」に切り替える医師数は、オバマケアが成立した二〇一〇年には七五六人だったのが、二年後の二〇一二年には四四〇〇人と急激に跳ねあがっている。

患者は年間または月ごとの契約を結び、ほとんど待ち時間なしで当日予約と診療が可能だという。担当医師への問い合わせは電話か、メールなら二四時間受けつけている。

診察時間は最低三〇分以上とってくれ、基本的な検査は無料、最大のメリットは薬が卸売価格で処方されるところだろう。これは患者の医療費を大きく下げてくれるからだ。

「なぜ、民間保険会社を間に入れるよりも医療費が下がったのでしょうか？」

「私たち医師が一人一人の患者さんをしっかり診られるようになったからです。毎回時間をかけて話を聞けるので、食生活などの生活習慣や家族構成、職場の環境にいたるまで把握できる。かかりつけ医として、本来の姿である〈予防医療〉を機能させられるのです」

例えば、カリフォルニア大学のトーマス・ボーデンハイマー医師が、「ニューイングランド医学ジャーナル」に書いた論文によると、アメリカで慢性疾患を抱える患者の大半が十分な治療を受けていない最大の原因は、診療時間が短すぎて、半数以上の患者が、自分の症状や治療について医師の話を全く理解できないまま診察室を出るからだと指摘する。

統計的にも、かかりつけ医の段階でじっくり時間を取った患者は、ＥＲの利用や入院率がそうでない患者より圧倒的に低いのだ。

実は日本にとってもこの問題は他人事ではない。

済生会栗橋病院の本田宏医師によると、患者から出る不満のなかで圧倒的に多いのは、待ち時間ではなくいざ自分の番が来た時に医師と十分に話す時間がとれないことだという。

「日本の診療報酬体系もまた、じっくり患者と話をしてもお金にならないしくみだからです。皆保険が患者を甘やかしているからだという人たちは、最大の理由は検査や投薬をしないと金が支払われないという制度上の欠陥をまず直視すべきでしょう。診療一〇分、無駄な検査や大量の薬というケースが蔓延《まんえん》する原因は、実はこっちにあるのです」

その話をすると、デイビッドソン医師はうなずいた。

「まったくそのとおりですね。医療費抑制のために医師や病院を締めつけたり、患者負担をあげて病院へのアクセスを制限したりすれば、結局医療の質は下がり、全体の医療費はあがります」

「この制度に入るために、患者は毎月どのくらい費用を払うのでしょう?」

「うちは一二八ドル（一万二八〇〇円）です。直接支払い型かかりつけ医の三分の二が一三五ドル（一万三五〇〇円）以下ですから。万が一急な事故や重病になった時のために、月々の保険料が最安値の〈高額医療保険〉に形だけ入ればオバマケアの加入義務もクリアできるのでまず大丈夫でしょう。ケーブルテレビの利用料が月々一二三ドル（一万二三〇〇円）だということを考えたら、ものすごく手頃ですよ」
「それで経営は成り立つのでしょうか？」
「間に保険会社が入っていたときは、医療費一ドルのうち半分近い四〇セントが中間業者である医療保険会社の利益でした。その中抜きと膨大な事務作業がなくなったことで、経営に関するストレスはうんと減って、むしろ前より楽になりましたね」

直接支払い型にはもうひとつ利点がある。

オバマケアが加速した〈医師不足〉に歯止めをかけることだ。

保険会社「ドクターズ・カンパニー」が行った医療従事者を対象にした調査によると、オバマケア法成立後、経営難と過剰な書類作成業務、患者との関係が作れないなどの理由から、全米の医師の四三パーセントが五年以内に退職すると答えている。

ただでさえ二〇二五年までに九万人不足すると予測される医師のうち、かかりつけ医は五万二〇〇〇人足りなくなると言われている。

「平均一五万ドル（一五〇〇万円）の医学部の借金を抱えているのに専門医より収入が低いかかりつけ医には、なり手がいないのです。おまけにオバマケアであんなに書類業務が増えたうえに国からの支払い率を下げられたら、なれというほうが無理ですよ。でも、今後多くの国民が医療保険会社が支配するこのシステムから脱出し、直接支払い型が普及すれば、かかりつけ医はまた増えてくるでしょう」

「直接支払い型なら、かかりつけ医になりたい希望者が増えると?」

そう聞くと、デイビッドソン医師は微笑んだ。

「そうです。実際私はこのやり方に変えてから、自分がなぜこの仕事を目指したのかをやっと思い出しました。今まで、医者なのに目の前の患者にとってベストの治療をしてあげられないことが悔しかった。そのせいで手遅れになった患者の遺族に責められて、医者になったことは間違いだったのかもしれないと、自分を責めたこともありました。でも今は違います。かかりつけ医になった自分を、誇りに思えるんです」

「何が一番変わりましたか?」

「目の前の患者を救って、感謝されること。これを日々感じられるようになりました。最初私がこのやり方に変えた時、金儲けがしたいのかと中傷してくる患者さんもいましたよ。彼らは放り出される不安でいっぱいだったのでしょう。私はそれをみて、医療に対する不信感がこの国全体を覆っているのだと思い、悲しくなりました。一部にはそういう医師もいるかもしれない。でも多くの医師は、やはりいのちを救いたくて医者になるのです。楽な仕事ではありませんが、患者さんからの感謝の言葉が、充実感となって医師の背中を押しているのは確かですよ」

病気ではなく人間を、人間を通して地域を診る

デイビッドソン医師と同じように、オバマケア成立後に民間保険会社との契約を解約し、〈直接支払い診療〉を始めたという、カンザス州ローレンス在住のライアン・ニューフェル医師も、このやり方は医療費を大幅に抑制し、医療を本来の健全なものに戻すと主張する。

「民間の医療保険会社が支配するアメリカの医療現場では、医師は医療事務スタッフの人件費に膨大なお金を費やさなければなりません。そのため、以前私のクリニックでは陥入爪治療に二〇〇ドル（二万円）も請求していた。馬鹿みたいでしょう？　今はいくらだと

思います？　五〇ドル（五〇〇〇円）ですよ」

ニューフェル医師は、基本的な診療にかかる料金をすべてオンラインで公開している。


二〇一三年三月の時点でのメニュー表はこんな具合だ。

膿瘍《のうよう》排出（腫れた部分を切開し膿《うみ》を出すこと）＝三〇ドル（三〇〇〇円）
子宮頸癌《けいがん》検査＝四〇ドル（四〇〇〇円）
往診＝三〇分ごとに一〇〇ドル（一万円）

「診療費用をわかりやすく公開することにはどんなメリットがありますか？」

「もちろん、一目でわかるので安心して診察を受けられることもありますが、私がこれを思いついたのは、患者に自分の身体と健康についての主権を取り戻してほしかったからなんです」

「今までは患者に主権がなかったと？」

「患者にも医師にもね。私たちはどちらも、間にいる民間保険会社によって、いのちの値段を決められていたんです。患者に金があるかないか、その一点だけで。そんなのはどこか間違ってる。金があろうがなかろうが、人間は誰でも病気になるし、いつか死ぬんです。

それを儲けの道具にしたことで、アメリカは医療先進国ではなくなった。元に戻すには、私たち医師が思い切ってこの強欲なシステムに対し行動を起こすしかないんです」

ニューフェル医師の診療メニューは明快だ。だが医療保険会社を通さずに直接やり取りすることで、トラブルはないのだろうか？

「料金の回収率はどうですか？　患者さんが治療の途中で、会費や診療費用を払えなくなるケースはありますか？」

「実は私が診ている患者五〇〇人のうち、払えなくなる人が一割出ます。しかし私はそれで診療拒否するようなことはしないので、彼らの多くは申し訳ないといって、自分が育てた野菜やなんかを持ってきて平謝りします。そういう人には、治療費の代わりに地域ボランティアをしてもらうんです」

「地域ボランティアですか？」

「はい。例えば地元の公立学校なんかで手伝いをしてもらったりね。私の息子も通っていますし、地域に貢献してもらうと、結局は私にも恩恵が返ってきますから」

地域全体で助け合う。もし自分の診療所がその中心的存在になれれば、こんなに嬉しいことはないと、ニューフェル医師はいう。

「少数の患者を直接支払いで診るようになってから、患者との距離は前よりずっと近づきました。保険会社に許可を取らなくていいので、彼らは何かわからないことがあればいつでも私にメールで質問できる。病気が治っても、子どもを連れて診療所に遊びにきたり、時間があるときはお茶を飲んで雑談する余裕もできます。前だったらそんな非効率なことは論外でした」

「前は雑談なんかすることはなかった?」

「なかったですね。診療時間の大半はパソコンの画面をみながら患者の話を聞いていて、しかも頭の中ではイライラしながらこう考えていました。この患者はあと三分で切り上げよう。明日までに保険会社に出す書類入力が、山ほどたまっているからな、と」

「治療以外の話をするようになって、何が前と変わりましたか?」

「まず自分自身がすごく変わりましたね。

保険会社の顔色を窺《うかが》ったり保険金のことで保険会社と延々と交渉するストレスがなくなったせいか、患者や看護師に冗談を言えるようになりました。看護師の一人に、先生本当は面白い人だったんですねと言われた時、自分がもともと人を笑わせるのが好きな性格だったことを急に思い出しました。奴隷のような働き方をしていたことで感情をなくしていたんですね。人間らしい働き方ができるようになったぶん、余裕を持って治療に全エネルギーをかけられるようになりました。

以前の私は、病気しか診ていなかったんだと思います。今は違う、病気ではなく目の前の人間を診ている実感がもてることに、医師として喜びを感じます。そうやって一人一人と人間関係を作っていくうちに、当事者として自分の健康に関心をもってくれる患者さんが増えてきた。これは、今後高齢化していくアメリカで、とても重要になるでしょう。いつしか私はこんな風に思い始めました。自分は、患者との人間同士の関係を通して、この地域全体を診ているのだと」

一九五〇年に京都西陣に住民出資の診療所を立ちあげ、後に堀川病院に発展させた早川一光《かずてる》医師は、医療の主役は医師ではなく住民だという。

「医療の相手は生きている人間です。その人の生きてきた歴史と、その人の生きている現状と、その人の生きていく方向を知って、手をさしのべないと」(『命があぶない　医療があぶない』）

医療を金儲けの道具にする「強欲資本主義」が、政治を呑みこみ社会を歪め尽くそうとした時、その下で犠牲になる者たちが最後に戻り始めたのは、人間として人間を尊び、「いのち」を守るために最善を尽くすという、医療本来の原点だった。

キリスト教徒たち「お金より神を信じます」

オバマケア成立をきっかけに、マネーゲーム支配のしくみから逃げ出し始めたのは医師たちだけではない。全米最大規模のキリスト教団体による「Health Care Sharing Ministry〈健康をわかちあう教会活動〉」の会員数もまた、二倍、三倍といま膨れ上がっている。

「クリスチャンケア活動」「サマリタン活動」の二つが提供するのは、キリスト教の教えを信じる人々が、〈慈悲〉の精神でカンパしたお金を一か所に集め、会員の誰かがけがや病気になった時にその基金から医療費を出す助け合いのシステムだ。

二〇一五年現在、会員数は全米で四〇万人を超え、集まる基金の規模は年間三億四〇〇〇万ドル（三四〇億円）、会員数、基金額ともにすごい勢いで拡大しているという。

そしてこの教会共済に入ると、「特定の宗教」を理由に、オバマケア法の「民間医療保険加入義務」から免除されるのだ。

オバマケア法が成立してから一年後に入会したという、テキサス州在住のフリーランスカメラマンで、クリスチャンのメラニー・ジョンソン氏は、もっと早く入れば良かったと語る。

「オバマケア法が避妊薬を保険でカバーするという条件を付けた時、裁判の結果が出る前にすぐ入るべきでした。神の教えでは中絶は許されないからです。でも年間保険料が二五〇〇ドル（二五万円）下がるという大統領の約束が本当だったら生活は助かるし、迷ってしまったんです。カメラマンの収入で息子と二人分の保険料を払うのは、本当に苦しかったので。でも下がるどころか私の前の保険はキャンセルされて、オバマケア保険で月々の保険料は二倍になりました。保険会社から通知をもらったその日に、すぐ解約して教会主催のこの医療共済に入会したんです」

「入会して、何が変わりましたか？」

「毎年値上がりする医療保険料の支払いに頭を悩ませることもなくなりましたし、自分や家族の急な病気やけがによる医療破産におびえなくて済むようになりました。そして何より、株主のためのお金儲けを最優先する医療保険会社とやりあうのではなく、〈助け合いと慈悲〉という聖書の教えに従って自分や他のクリスチャン仲間の健康を守るやり方のほうが、息子の教育にとっても、はるかに貴いことでしょう?」

教会から会員に毎月送られてくるニュースレターには、その月に寄付してくれた会員の名前と金額のリストが感謝の言葉とともに載っている。

そしてその下には今現在治療を必要としている会員の名前が書かれ、会員たちはそれをみて、ある者はその患者の回復を神に祈り、またある者は教会宛に寄付を送る。基金で医療費をまかなえた会員は、その後再び感謝の言葉とともにニュースレターに登場し、キリスト教信者である会員たちの絆を深めてゆくというしくみだ。

フロリダ州在住の配管工、パトリック・ペレス氏も、医療保険会社に支払うより、教会に渡すほうがずっと安心だという。

「この国の医療システムは、弱い立場の者からできるだけ金をむしり取るために全力を尽くしている。俺たちが法外な保険料や医療費を払っても、それは自分たち患者のいのちを救うためではなく、保険会社と製薬会社、投資銀行の株主や幹部の懐に入る。連中に買収されて加担した政治家や学者もだがね。そのことにずっと腹が立ってたが、今は違う。俺が教会に払うお金は、困っている仲間のいのちを助けるんだ。うちは家族全員で入会してるけど、親父はいつも俺や妹にこう言うんだ。いいか、お前たちが教会へ出した金が癒しているのは、まぎれもないキリストの身体なんだって」

カリフォルニア州在住のデイビッド・リベラ牧師は、教会が提供するこの助け合いのしくみには、アメリカ人が忘れてしまった大事な精神があるという。

「かつて、病院や診療所は地域の中で教会と同じような存在でした。医師たちは目の前の患者のために最善を尽くすというヒポクラテスの誓いに忠実でしたし、彼らが救いきれないほどの困窮者は、その地域の教会がちゃんと面倒をみたものです」

「助け合いの精神があったということですか？」

「そうです。皆が助け合い、自分たちとコミュニティを守っていた。それがいつしか、金をたくさん稼ぐことが何よりも一番いいことだという風潮になって、病院や診療所にも、工場と同じように無駄をなくして利益をあげろと圧力がかかるようになった。でも人間は工業製品ではないし、医療は効率をあげて経費を下げれば質が落ちるから、金儲けの道具には向かない。目先の金に眼がくらんでそんな無理なやり方を進めた結果が、世界一医療費も薬も高いのに、寿命は短く、国民は医療費で苦しめられている今のアメリカです」

「無保険者を救うといううたい文句で導入された、アメリカ発の民間皆保険制度がきっかけになって教会共済に加入する人が増えたというのは、なんだか皮肉ですね」

そういうと、リベラ牧師は穏やかに微笑みながら首を振った。

「私は逆だと思いますね。ここまで拝金主義が暴走して、国民が耐えきれなくなったからこそ、原点に戻ろうという動きが出てきたのでしょう。間違った欲望は私たちを呑みこみ、人間性を壊してしまいます。アメリカは国家レベルでそれを体現しているとも言えますね。けれど、人間は人間らしくいられない社会では、生きられないのです。教会共済へ入ってくる人々は、無意識にそのことに気づいたのでしょう。幸いこの国には、社会が人々を苦しめる破壊的な方向に暴走した時、〈助け合い〉〈分かち合う〉ことの大切さを教えてくれる宗教という宝物がある。医療とは何か。コミュニティの価値とは何か。子どもたちに伝えたい、貴いものとは何なのか。もちろん、この国はまだ方向を間違えたままですが、私は希望を感じています。人間は、過ちを犯して究極のところまでいくと、ちゃんと一周して、本来の場所に戻ってくるのですよ」

住んでいる地域で勝利せよ！

二〇一〇年に最高裁で出された、企業献金の上限を撤廃する「市民連合判決（Citizens United）」は、コーポラティズム国家アメリカの、最終仕上げだった。

政治は完全に企業に買われ、選挙は「投資商品」の一つになり、国民を苦しめ大企業と金融業界の株主利益をあげる法案が、民意を無視して次から次へと通過する。

同じ二〇一〇年にはついに、アメリカの富裕層上位四〇〇人の所得は平均労働者の二二六〇倍となり、上位一パーセント（所得金額三六万九六九一ドル以上。約三七〇〇万円）は全米の約一九パーセントを、上位一〇パーセント（所得金額一一万六六二三ドル以上。約一一二〇〇万円）は全体の約四五パーセントの所得を得るほどに、経済格差が広がった。

ちなみに彼らの所得には、株や有価証券、不動産を売って得た利益は含まれていない。彼らは膨れ上がる資金力を、ますます政治家への献金やロビイング費用につぎこむため、一般の有権者はまったく手が出せない状態だ。

では、アメリカの国民はもはや白旗をあげたのだろうか？

答えはノーだ。彼らは簡単にあきらめない。連邦が買われてしまっているのなら、地域レベルで闘いを挑む。

アメリカでは毎年保険会社が保険料を好きなように値上げする。

病気による加入拒否は禁止、すべての保険に妊婦医療や内視鏡検査を入れることを義務づけたオバマケア法は、代わりに保険会社の保険料値上げについては全く規制しなかった。

国民皆保険が「社会保障」である日本と違い、オバマケアは「民間医療保険」への強制加入を義務づけて皆保険にした制度だ。

もちろん医療保険会社の株主利益が決して損なわれないよう、法案は最初から医療保険会社幹部の手によって、都合良く書かれている。

大統領が法案に署名するやいなや、全米の保険会社は大幅な値上げを実行、結局二五〇

○ドル下がると言ったオバマ大統領の公約とは逆に、多くの州で前年より値上がりした保険料に加入者たちは悲鳴をあげたのだった。

保険会社が前年より最高三九パーセントの値上げを発表したカリフォルニア州では、日頃から高額な保険料に苦しむ住民たちが、ついに怒りで立ち上がった。州が保険会社の値上げ幅に上限を付けられる州法〈プロポジション45〉（法案番号）の是非を住民投票にかけたのだ。

この運動に参加した一人であるロサンゼルス在住の主婦、バーバラ・ベネットさんは、まず周知させるのが大変だったと語る。

「とにかくアメリカの国民はまず、医療保険制度自体をさっぱり理解していないんです。そこからまず説明しなきゃならない。でも私自身が全然理解していないし、まずしくみを勉強するのに相当時間がかかりました。こうやって無知だからつけこまれるんだなと、つくづく実感しましたね」

案の定、住民投票のための署名はなかなか集まらず、二〇一二年の実施に間に合わなかった。だが彼らはそこで止めてしまわずに、辛抱強く〈プロポジション45〉運動を続けた。

オバマケアが宣伝されていた内容と違うことに気づく国民が増えるにつれ、運動の輪も広がり始める。

とうとうその動きは、保険会社側も見過ごせないレベルに拡大し、大手保険企業各社は〈プロポジション45阻止対策〉に、数百万ドル単位の予算を出し始めた。

つぶし方は、以前ヒラリー・クリントンが日本式国民皆保険を提案した時と同じ手法が使われた。

テレビCMだ。

業界側は一一月の投票直前になるまで待ってから、一気にテレビCMを流した。業界お抱えの大手広告代理店によってよく練られたメッセージはこうだ。

〈オバマケアをつぶそうとするプロポジション45を通過させてはいけません〉

これは絶大な効果をあげた。

民主党とオバマ大統領支持のカリフォルニア州民たちが、自分たちが旗ふり役になって大宣伝したオバマケアをつぶされては大変！　とばかりに、あっさりと反対に回ったからだ。

反Prop45に資金を出した医療保険会社（上位5社）

1. Kaiser	$ 14,590,350
2. WellPoint / Anthem Blue Cross	$ 12,770,000
3. BlueShield	$ 9,693,200
4. HealthNet	$ 135,000
5. United HealthCare	$ 70,000

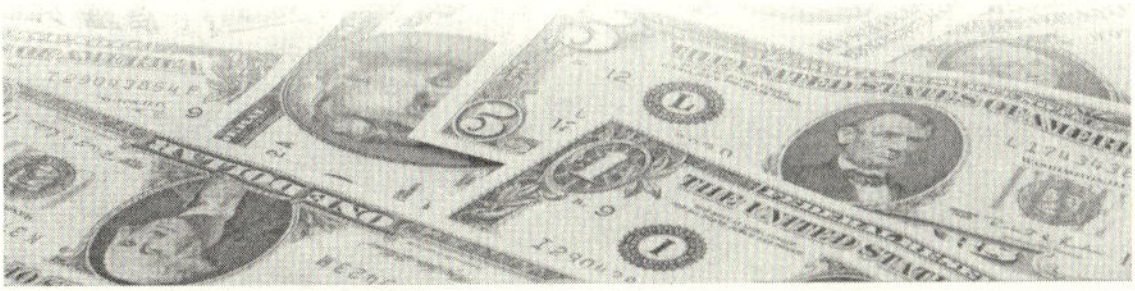

YES ON 45のデータをもとに作成

結果は否決。業界側の大勝利だった。

「くやしいけれど、今回はやられました」

バーバラは言う。

「でもちっともあきらめていません。この運動が何百万ドルも投じるほどに医療保険業界をおびやかしたという事実は、まぎれもない私たち市民の勲章として残ったからです。結果は否決されたけど、詐欺的な医療保険のしくみや、どれだけ保険会社が私たちの足下をみてぼったくっているかについて、気がついた住民が前よりずっと増えました。これは大きな前進です。引き続き、次の二〇一六年を目指してこの運動を続けていきます」

住民投票は、たとえすぐに結果が出なくて

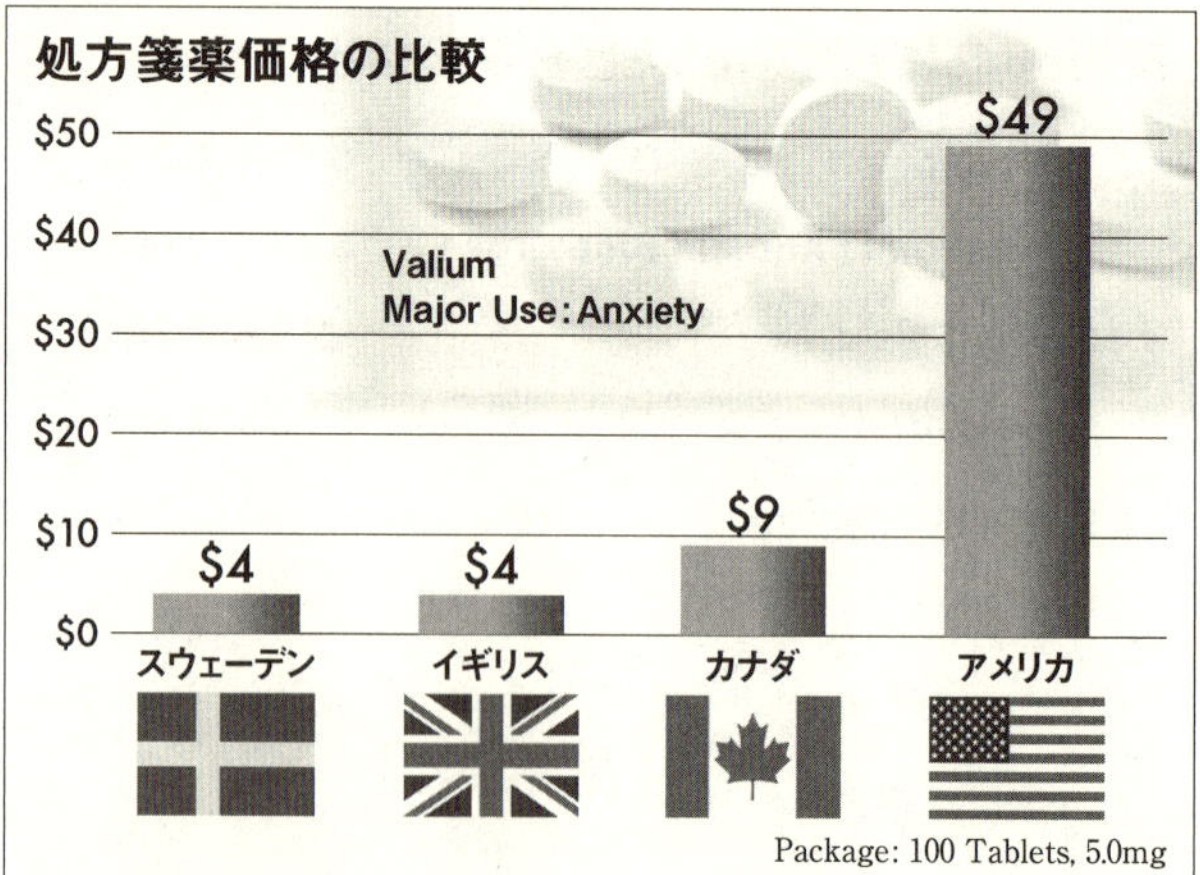

Byron Dorgan 'The High Cost of Prescription Drugs Rising Drug Cost Are a Pain'より

も人々の意識を変えてゆく。

二〇〇〇年の始め、アメリカの製薬会社が薬につける法外な値段に苦しむ国民が、次々に国境を越えてカナダに渡ることが問題になっていた。

アメリカで作られた同じ薬でも、カナダなら五分の一以下の値段で買えるからだ。

業界は議会とＦＤＡに圧力をかけ、製薬会社以外が外国から薬を購入することを違法化した。だがアメリカ国内でやりたい放題の製薬会社のせいで、アメリカで作られた同じ薬をわざわざ薬価規制しているカナダから買い戻すのは誰が考えてもばからしい話だ。

カナダから薬を輸入したいのは国民だけで

はなく、貧困層用医療保険「メディケイド」に州予算を押しつぶされる州政府も同じ思いだった。儲けているのは製薬会社だけなのだ。

最初にマサチューセッツ州スプリングフィールドという一つの町から火がついたこの住民運動は、じわじわと全米に広がり、ついに各地の州政府が動き始める。

高齢者たちが草の根で懸命に運動を続けたメイン州では、二〇〇〇年にアメリカ史上初めて薬価規制を法制化、無保険者の処方薬の薬価交渉を州ができるようにした。これは住民運動の成果としては相当な快挙だった。

「製薬会社が値引きを拒否したら、州はその薬をメディケイド処方薬リストから外せるのです。製薬業界に買収されたワシントンが薬価交渉権を放棄し続けたことで、どれほどの国民が苦しめられているかを考えたら、これはとてつもなく大きな希望でした」

国が動かせなくても、住んでいる自治体ならまだ動かせる。住民運動は、アメリカに残された数少ない民主主義の片鱗なのだ。

製薬業界は即反撃し、メイン州のこの新しい法律が憲法に違反しているとして違憲訴訟を起こす。これに対し全米二八州からは、メイン州議会に「州法を支持する」という決議文が続々と届けられた。

「それはまさに、国会を支配する巨大な業界に、地域住民・地方自治体が団結して挑んだ闘いでした。焦った業界は巨大な資金力を使って、巻き返しをはかってきましたね」

そう、業界はかなり焦っていた。

一度ついた火は小さくなるどころか飛び火していったからだ。

二〇〇三年には全米で半数以上の州が、処方薬リスト以外の薬の処方を許可制に切り替え、大して効果のない高い薬が出回ることを阻止する制度を設定した。ついにはブッシュ一族の知事を持つフロリダまでが薬価の値引きを法制化した時、業界は確信する。

〈ワシントンを押さえることに集中し、脇が甘かった。次のターゲットは州議会だ〉

住民運動の恐ろしさを学習した製薬業界は、一気に年間数千万ドル（数十億円）の予算を州議会ロビー活動用に計上、そこから凄まじい反撃が開始されたのだった。

二〇一五年二月。メイン州の連邦地裁で、処方薬の逆輸入を許可する法律が無効とされ、凍結されてしまう。

「この一〇年、製薬業界はじゃぶじゃぶロビー予算を注ぎ込み、州議会議員を買収して住民運動を一つまた一つとつぶしていきました。でもそれがかえって、各地の草の根運動にエネルギーを注ぐ結果になっているんです」

バーバラは言う。

「彼らはわかっていないのです。金で簡単に買えるものより、どんなに金を積んでも買えないもののほうが、ずっと手強いということを」

「金を積んでも買えないものとは何ですか?」

「人々の、民衆の心の中ですよ。小手先のお金と捏造《ねつぞう》された情報でつぶしてもつぶしても、そのたびに私たちの怒りは大きくなって、広がってゆく。住民運動とは、オセロゲームのように、国民の意識を白から黒へとひっくり返してゆくものなのです。私たちの最大の弱点は無知だったこと。でも一度知識を得たら、目に映る世界はそこから大きく変わるんです。だからこれからも信じて、運動を続けます。いのちを商品にする社会を、子どもたちに残したくないですから。国民の意識を変えてゆくことが、地道で回り道に思えても、結局最後には結果を出すと思うからです」

バーバラのすがすがしい表情をみたとき、今は亡き歴史学者ハワード・ジン教授の言葉をふと思い出した。

〈長い歴史の中、アメリカ社会に大きな変化を起こしてきたのは、政府でも権力者でもなく民衆でした。ごく普通の人たちのささやかな行動が、水に投げた小石が輪を広げるように、少しずつ国全体に広がって、ある日社会を大きく変えたのです……〉

左翼と右翼がタッグを組んだら最強！

「大企業とウォール街が国民から力を奪う最も効果的な戦略は分断だ」

六〇年代に消費者運動の旗手として活躍した弁護士ラルフ・ネーダー氏はそう語る。

「企業と政治が手を結び、この国を株式会社国家に変えてゆくなかで、踏みつけられる大衆から怒りが吹き出すたびに、彼らは巧妙に国を二つの勢力に分断し、対立をあおってきた」

「二つの勢力とは？」

「保守とリベラル。共和党と民主党。右翼と左翼といった具合ですね。そして文化的・感情的対立、イデオロギー的な対立のもとになるような材料を投げこむ。問題の本質から目をそらさせるわけです。だがオバマケアひとつみてもわかるように、問題は二極間の対立ではない、両方を支配している政・民・学の三者癒着、これを崩さなければならない」

ネーダー氏はオバマケア法案が登場した時から、これは製薬会社による、製薬会社のための法律だと激しく批判していた一人だ。

「ですがオバマケアはある意味、右と左が初めて連携できる、ビッグチャンスになるかもしれません。なぜなら医療というのはイデオロギーに関係なく誰もが当事者になるテーマだからです。

環境破壊ほど日常生活から遠くないし、同性愛や人種差別問題ほど生々しくない。もっと、根源的かつ日常的問題だ。私は日本のような、単一支払い制度の皆保険制度を通して、分断されたアメリカ国民を団結させたいと思っています」

ネーダー氏はシングルペイヤー（日本のような単一支払い医療制度）ドットコムというサイトを立ちあげると、全米各地をまわる講演イベントツアーを開始した。

なぜ自分の脚で直接まわるのかと聞くと、ネーダー氏はこう答えた。

「国民の分断についてもっとも大きな役割を果たしているのが大手マスコミだからです。テレビはこうした保守とリベラルの意見が一致したことさえも全く取り上げない。テレビがメインの情報源であるアメリカ国民にとって、そこに出て来ないことは存在しないのと同じことですから。だから私は直接各地へ出向き、そこに住む人々に党派を問わず、直接語りかけるのです」

二〇〇八年のリーマンショックによる混乱で国民が苦しんでいるなか、問題の張本人である大銀行を七〇〇〇億ドル（七〇兆円）という税金で救済した政府に対しあがった怒りの声は、ティーパーティ運動とウォール街抗議デモという、全く異なる様相だったものの、その根っこは超党派だった。

ウォール街デモの参加者の一人であるオレゴン州ポートランドのルイス・ギルバート氏はネーダーの言うとおりだと指摘する。

「あれはアメリカ国内の保守とリベラルの意見が一致した、本当に貴重な瞬間でした。けれどテレビはそのことを取り上げようともせず、代わりにウォール街デモを〝失業した若者たちの反撃〟などと矮小化《わいしょうか》して流したのです。間もなくしてウォール街デモは内部から分断され、ティーパーティは大手コングロマリットの企業から巨額の資金を提供されることで政治的に取りこまれていった。左右のタッグはそれほど、政・民・学の三者をおびやかすということでしょう」

ネーダー氏もこの左右タッグが持つ潜在的力はあなどれないと言う。

「金やマスコミを使ってまで分断してくるのは、我々国民の党派を超えた団結にそれだけ力があるという証明です。我々の運動はすでに、リバタリアンのカート・インスティチュートや保守のヘリテージファンデーション、左派のパブリックシティズンにコモンコーズなど、異なる立場のNPOやシンクタンクの協力をとりつけました。こうすることで、彼らがそれぞれの支援者に、真の敵の存在と、お互いの立場を超えて超党派で闘うことの重要性を広げてくれるでしょう」

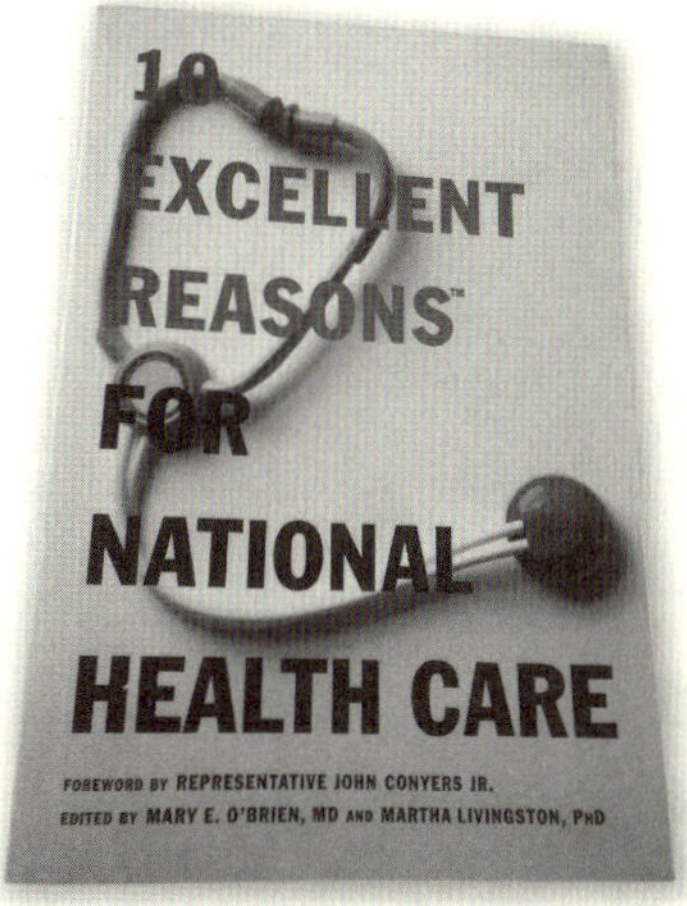

PNHPの小冊子

シングルペイヤー運動は、普段政治から距

離を置いている医師や看護師たちも現場を知る当事者として気軽に参加できる。

市場原理支配の医療制度に異議を唱え続けている医師たちの団体「フィジシャンズ・フォー・ア・ナショナル・ヘルス・プログラム（PNHP）」は、専門家ならではのやり方で、患者と医師を犠牲にして業界の株主とウォール街のみを儲けさせる現行医療制度のしくみと、シングルペイヤー制度のメリット、それに政府の御用マスコミが拡散するシングルペイヤーについての間違った情報などを、素人にもわかりやすい図版と文章からなる小冊子にして全国に提供している。

アメリカの歴史を振り返れば今までも、情報公開法（Freedom of Information Act）や虚偽請求取締法（False Claims Act）を始め、党派を超えた人々の怒りが、一部の者たちの強欲や権力の暴走にストップをかける法制化として成功をおさめている。

「利益団体に金で買われて腐敗した政治を元に戻すのも、やはり政治の力なのです。そして、政治を動かすには、ごく普通の一般市民が動くしかない。家の中でネットをみながら文句を言っているだけではダメだ。実際に立ち上がって外に出て行き、新しい人々と手をつなぐことが重要です。いつの間にか声を上げにくいよう巧妙に張りめぐらされた壁の一つ一つに気づき、それを壊し、つながってゆくことで変化は起きる。迷ったらこう問いかけるのです。自分は今何に苦しめられていて、どんな風に変えていきたいのか？　そしてまた、この国を作った建国の父は、どんな理念でこの国を作ったのだったっけ？　とね」

二〇一一年に始まり、その後全米に広がったものの、今ではマスコミにも取り上げられずすっかり下火になったかのようなウォール街デモ。前述したルイスは今も毎週日曜日の朝は、地元の保険会社の前で座り込みをし、ビラを配っているという。

今ではもう、組織も運動を率いるリーダーもいないというのに。

「一人で続けられる原動力は何ですか？」

私が聞くと、ルイスはにっこり笑ってこういった。

「頼りになるリーダーの存在です」

まだリーダーは存在していたのだ。少しほっとした私がそのリーダーの名前を聞くと、ルイスは目の前のスターバックスのガラスを指差した。映っているのはだぶだぶのシャツとジーンズを身に着け、「No Corporate Profit, Healthcare for All（企業利益でなく、民衆のためのヘルスケアを）」と書かれたプラカードを持った、ルイス自身だ。

「これだけ利益団体と大銀行の力が強くなったいま、本当に自分たち市民のささやかな声なんかで変化が起こせるのか？　と何度も挫折しそうになるんです。だけど政治家が変わるのを待っていては間に合わない。一人一人が自分自身の指導者になったつもりで、毎日小さな行動を起こすんです」

大手マスコミが権力の犬になるのなら、自分たちが世界に伝えてやる。そう決心してルイスは、各地の仲間にネットを使って呼びかける。

知らせるべき真実を目の前にしたらすぐにスマホを使ってくれ。

仲間たちは大手テレビ局よりずっと素早い速度で、フェイスブックやツイッター、ユーチューブに情報をアップして発信してゆく。発信された内容によっては、大手マスコミから二次使用の許可を依頼する連絡がくることもある。彼らも常にネタを探しているからだ。

現在ルイスと仲間たちは、いかに大手マスコミが食いつくような切り口で動画や記事を作成するかの戦略を練っているところだという。

鏡の中のリーダーに向かって、ガッツポーズをとりながらだ。

第四章　逃げ切れ！　日本

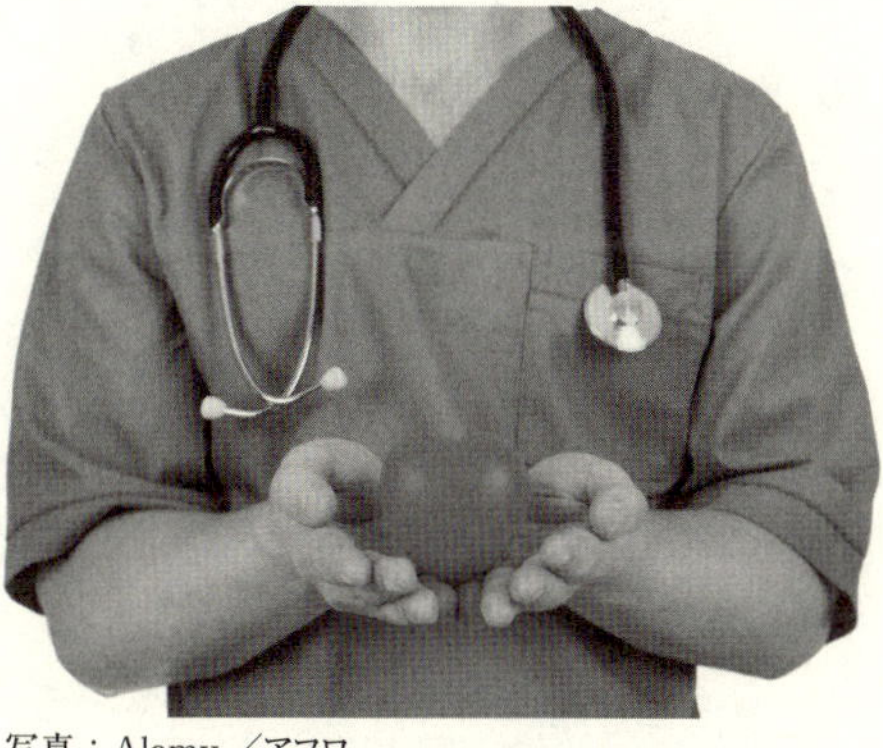

写真：Alamy／アフロ

大手企業群と金融業界によって政治とマスコミが買われ、あらゆるものを商品にする株式会社国家となりつつあるアメリカ。その彼らから、大きな可能性を秘めた医療ビジネスの市場として熱い視線を浴びるここ日本。

いったい私たちには、どんな選択肢が残されているのだろうか？

「まずは自分の国の医療制度をよく知ることです」

ハーレム在住の内科医であるドン医師は言う。

「無知は弱さになる。持っている人がその価値をわかっていないものほど、奪うのは簡単ですからね」

「高齢化が医療を破綻させる」は、ウソ？　ホント？

日本では今、あちこちで「世界一の高齢社会である日本は医療費で破綻する」と言われている。

〈社会保障を守るためには、もっともっと消費税をあげなければなりません〉

〈患者の自己負担をあげなければ国民皆保険制度はもたなくなる〉

いったい全体これは本当なのだろうか？

「高齢化で医療費が高騰するというのは事実ではないですね」

そういうのは、日本医師会の横倉会長だ。

「日本医師会が調査したデータをみると、高齢者とそれ以外の患者では治療費は変わりません。もちろん年を取れば身体のあちこちに故障が出て医者にかかる頻度も薬の量も増えるでしょうが、それは自然増の範囲です。医療費を押し上げているのは医療技術の進歩と新薬なのです」

マスコミは毎年一兆円ずつ医療費があがると大騒ぎするが、実は高齢社会の自然増として一兆円は諸外国と変わらない。医療技術の進歩で昔より寿命が延びているのだから、高齢化に従って医療費がのびるのは当たり前なのだ。

そしてもう一つ、日本に住む私たちの多くが知らない、こんな事実があるのをご存じだろうか？　日本は、医療費が実は諸外国と比べてもかなり低く、さらに患者の自己負担率はとても高い国だということを。

財政赤字一〇〇〇兆円の嘘

いったいなぜか？

政府が国庫負担をどんどん減らしているからだ。

一九八〇年の時点では、医療費の三〇パーセントは国が国庫から出していた。ところが一九九八年にはこれを二四パーセントに減額。

一兆五〇〇〇億円も国庫負担を削減している。

政府はこの責任を地方自治体に押しつけ、地方自治体は仕方なく個人の負担金を値上げせざるを得なくなった。さらに借金が増えているから医療費を減らさなければと言って、病院や医師に支払われる診療報酬を減らし始める。収入が減らされた病院や診療所は医師や看護師の数を減らしたり、採算の合わない部門を廃止したりするしかなくなり、その結果医療サービスの質や安全性が低下してゆくことになった。

医療の質は医療費と比例するからだ。

〈日本は借金が増えているから、社会保障にまわすお金がない。だから医療費を減らしたり増税しないともたない〉

これは本当だろうか？

経済学者の菊池英博氏によると、ここには数字のトリックがあるという。諸外国で財政赤字を算出する時は、国の資産から借金分をマイナスする。だが、日本の財務省は資産の部分を無視して借金の数字だけ国民にみせて〈財政赤字一〇〇〇兆円〉と騒いでいる。

これを諸外国と同じ方法で計算すると、借金は二五六兆円になる。

消費税増税をしたり、医療と介護の現場への報酬をさげたり、患者の個人負担を次々にあげる必要が本当にあるのかどうか？　大体ただでさえ医療費が低いのに、これ以上下げる必要が本当にあるのか？　他国は、高齢化に対応するために医療費を増やしているというのに。

まずは、示される数字をよくチェックすることから始めるべきだろう。

何が医療費を押し上げているのか？

実は外資系製薬業界にとって、日本が一〇兆円の巨大市場を提供する素晴らしい国であることをご存じだろうか？

私たちは、人口は世界のわずか一・六パーセントにもかかわらず、世界の薬の四割を消費するともいわれる超優良顧客なのだ。

日本で八四〇万円で仕入れるアメリカ製薬会社のC型肝炎薬が、イギリスでは五〇〇万円、エジプトではたった一〇万円で取引されている。なぜそんなことになっているのかというと、薬の値段を決めているのが、製薬会社だからだ。

薬に関しては、自由競争の原理が働かない。

例えば、家電の場合、あまりにも値段が高かったら「買わない」という選択肢も可能だろう。しかし、いのちがかかっていたらどうか？　それが自分のいのちであれ、大切な家族のいのちであれ、その薬を飲みさえすれば助かるかもしれないというかすかな希望があ

薬価の国際比較 ～日本の薬価は高い～

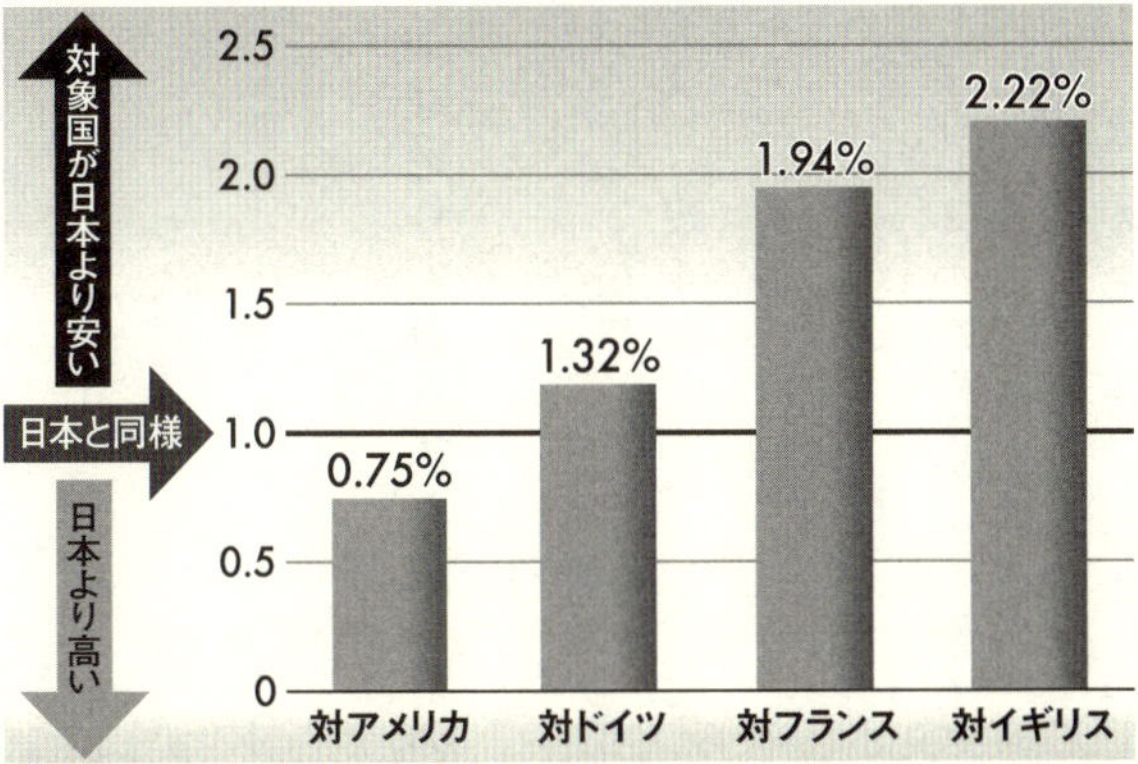

保団連の資料をもとに作成

れば、多くの人々は製薬会社の言い値に従ってしまうだろう。

限りあるいのちは、市場に無限の需要を生みだすのだ。

通常、薬は、時間の経過とともに安くなっていく。発売直後は高い値がつくが、次第に他の新薬が開発され、さらに特許期間が終わるとジェネリックも売り出される。日本の場合、厚生労働省が、国民の手に入りやすいよう、諸外国に比べてさらに下げ幅も大きくしてきた。

ところが、製薬会社からの「開発コストがかかるのに不公平だ」という声や外からの圧力を受け続けた結果、一部新薬についてはジェネリック段階にいくまでそのぶんを加算――つまり補塡しましょう、ということになった。これが「新薬創出・適応外薬解消等促進加算」、いわゆる新薬加算制度といわれる制度だ。現時点では「試験的導入」だが、アメリカの製薬会社は、これでは満足せず、日本にこの加算率の上限撤廃と、ジェネリックになっても加算を継続することを求めている。

医師は足りている？　余っている？

アメリカ政府が失業者数の統計を出す時に使われる、あるトリックがある。

一年以上就職活動をしていない失業者は統計データから外すのだ。

現在失業してから再就職までの平均期間は三六週間。大半の人々は途中で就職活動をあきらめて、生活保護を申請したり、ホームレスになったり、日雇いアルバイトの仕事についてしまう。そのため実際の失業者数は、政府発表の数字よりはるかに多いのだ。

政府は選挙前になると必ず雇用と失業率の改善をアピールするが、テレビや新聞のニュースからはどうやって統計がとられているかまではわからないため、一般国民は疑いもせず信じてしまう。

私たち人間は、数字やデータに弱い。

だからこの手法は世界各国、ここ日本でもよく使われている。

例えば日本でよく出てくる、「お医者さんは足りているのか？　余っているのか？」という議論。

厚労省のデータをみると、日本の医師数は二〇一二年末で三〇万人だ。だがふたを開けてみると、日本では医師免許を持つ超高齢（一〇〇歳を超えた某有名人先生など）の医師や産休中の女性医師も、すべて医師として数えて統計に入れている。

一方アメリカやヨーロッパでは、実際に現役で働いている医師だけを数えて「医師数」を出している。なのに厚労省は〈数え方の違う〉二種類の統計を一つの図に入れて、「欧米の医師と比べて、日本の医師は十分足りている」と言っているのだ。

でも実際に欧米と同じように現役医師数だけで比べてみると、日本は人口あたりの医師数が先進国では低いレベルだ。ＯＥＣＤ諸国平均でみて、一二万人も足りないのがわかる。

このことを誰よりも肌で感じているのは現場の勤務医だ。

OECD諸国内でも少ない日本の医師数

人口1000人当たり。2012年。アメリカは2011年

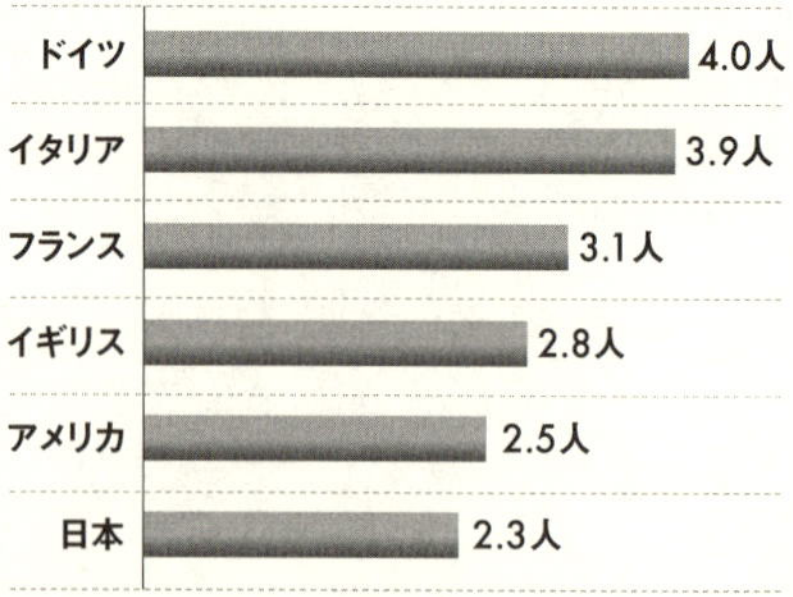

OECD Health Dataより作成

前述した済生会栗橋病院の本田宏医師はそのことをこんな風に訴える。

「ドイツ、フランスの二〇代医師は週に六〇時間以上は働かず、七〇歳前に定年を迎えられるけど、日本では五九歳まで六〇時間以上働いて、八〇歳すぎても週三〇時間以上働いている。日本は医師の絶対数が不足しているから、専門医も足りません。

救急医はフランスやアメリカと比べると一〇分の一しかいない。だから地方では救急専門じゃない眼科や耳鼻科の先生までが、救急患者を診ているんです。これでは交通事故の重傷患者を診るのは無理、でも断ると〝たらい回しだ！〟とマスコミに叩かれます。

考えてみてください。朝から勤務して夜間は救急当直、そして翌日の夜まで連続三六時間も働く。万一事故が起こると場合によっては逮捕。私たちのような地方の外科医は、外

科、救急、麻酔、抗がん剤治療、緩和ケア……と一人五役以上の過重労働がずっと続くんです。なぜか？　政治家や厚労省の人たち、もっというと国民の大半が、この現実を知らないからです」

二〇一三年の流行語大賞でトップ10に入った「ブラック企業」という言葉。

だが私たちの多くは、自分たちや家族のいのちと健康に関して一番お世話になる病院の医師たちの働き方が、ブラックそのものであることには、ほとんど関心を払わない。

「戦争中と同じなんです」

本田医師はため息をつく。

「大本営は〝神風が吹くぞ〟と繰り返し、正しい情報が出されなかったから、国民が苦しみを味わうことになったでしょう？　先進国で一番の高齢社会日本で、いのち綱の医療が、いままさに同じ状況になっているのです」

二〇一二年。東大医科学研究所の研究チームが発表した、二〇一〇年と二〇三五年の予測される実働医師数、一人あたりの医師が抱える負担、及び地域格差の比較調査の結果によると、今の政府のやり方では二〇三五年には日本の医師不足は非常に深刻化し、早急な医療従事者の増員と地域偏在の是正、労働条件改善が急務だという。

まずは統計のトリックにだまされず正確なデータを得ることが、私たちが今後自分と家族が頼れる医療を守る、大きな一歩になる。

日本一長寿で医療費最低の村はどこ？

医師が足りない日本で、ブラックな働き方を強《し》いられる勤務医たち。過剰労働でぼろぼろになった医師たちが次々に力つきて辞めていくという話が、全国から聞こえてくる。

そんななか、まったく別なやり方で、全国長寿ナンバーワンと最低ランクの医療費という二つを見事に成功させている県があるのをご存じだろうか？

佐久総合病院のある長野県だ。

地域医療部地域ケア科医長の色平《いろひら》哲郎医師はこう語る。

「いま日本中の地方が医師不足で医療崩壊の危機にあるようですが、佐久総合病院は逆に毎年一〇人ちかく医師が増えているんです。医療に対する住民の意識もとても高い。なぜ

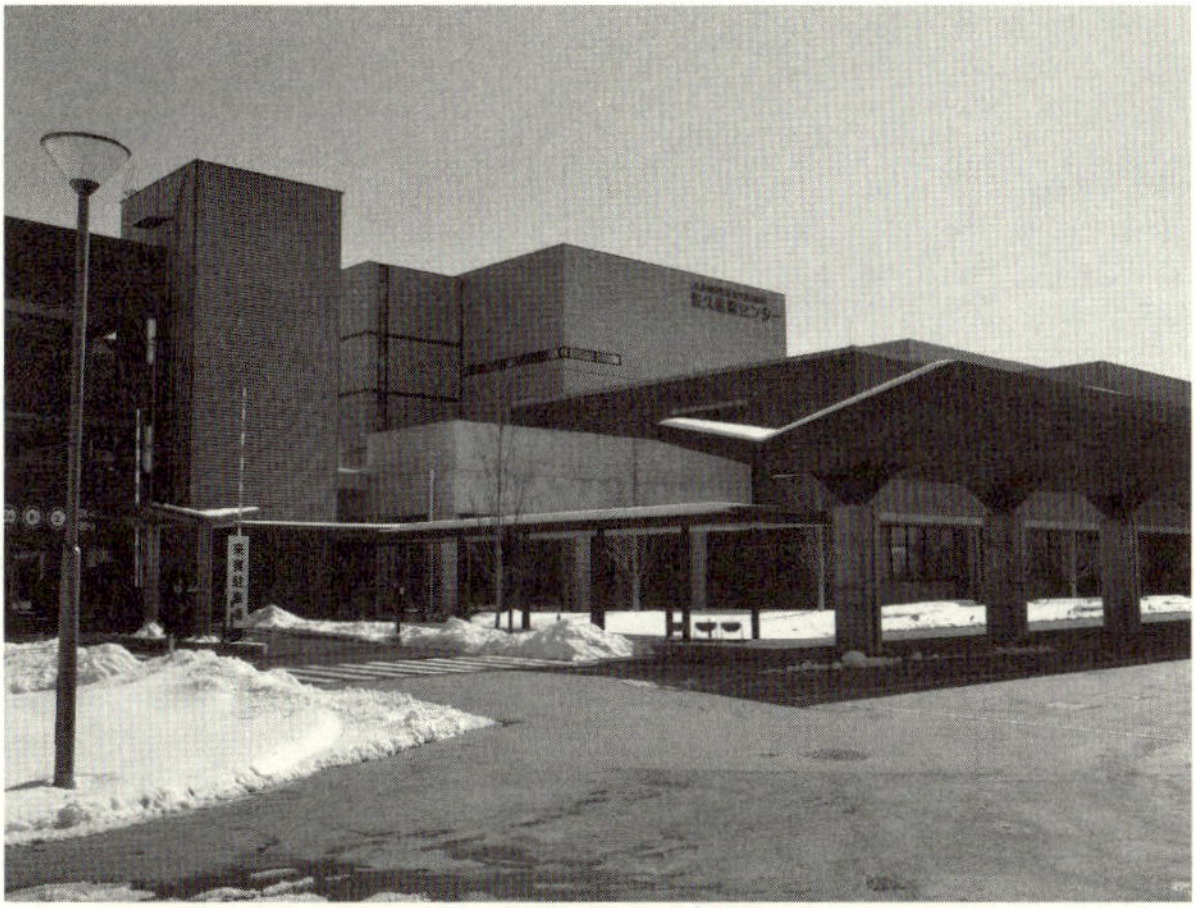
佐久総合病院の佐久医療センター　写真：毎日新聞社／アフロ

だと思いますか？　この病院のオーナーは、農民の方々が作る協同組合なんです。僕たち医師が、雇い主である農民に対して上から目線だったりしたら、クビになっちゃいますよね」

一九七三年。病院内に「長野県厚生連健康管理センター」が開設された。

年間一〇万人が検診を受けるというこのセンター、なぜそんなことができるのか。

「農村医学の父」とよばれた、佐久総合病院二代目院長の若月俊一医師は、この病院の成功のカギは〈協同組合の精神〉だという。

「これは、農協の協同組合運動として始めたものだが、農協と一緒にやっているからこそできたので、病院だけでは絶対にできない。また市町村だけでも難しい」（『現代《いま》に生きる若月俊一のことば』）

若月医師は佐久に来た時、待っていても病院に患者が来ないので、自ら農村に出向いてゆき、農民たちのなかにとけこんでゆく努力を重ねた。

〈農村では東京から来た医師の権威など通用しない。難しい話も一切駄目だ。農民の三歩前では速すぎる、ペースを落として一歩前をいかなければ……〉

若月氏は、医者ではなく農民たちの目線になって試行錯誤を繰り返し、彼らと酒を酌み交わして人間関係を作り、医療をテーマにした寸劇をみせることで、農民たちの心をつかんでいった。身体が資本の農民たちにとって、一番大切なのは〈予防医療〉だ。

やがて農民たちは〈病気を予防してくれるなら〉と、赤字の病院のために自分たちでお金を集めてくれるようになる。

佐久総合病院は若月医師が実践してきた〈協同組合の精神〉を忠実に受けつぎ、いまも力を入れているのは医師自らが地域の住民の家をまわる訪問診療だ。「予防は治療に勝るんです」と色平医師はいう。

「でも今のように、医療技術を商品化してしまうと、たくさんの患者が来たほうが儲かるしくみになってしまう。長野県の男性平均寿命が日本一なのは、医療費を安くするための政策を実行したからでも、市場化して医療を商品にしたからでもありません。そうなる前に、医療技術を〈協同化〉したからなのです」

色平医師によると、医療技術には三つの扱い方があるという。

①医科大学のように権威化する。

②商品化する。

③協同化する。

医科大学のように権威化すれば、技術を整備して海外に輸出できるだろう。ただし恩恵を受けられるのは一部の人だけだ。

商品化すれば一般にも開かれるものの、患者が集まる病院でしか活かせないから人口の少ない地方はおいていかれてしまう。

「すべて国民は、健康で文化的な最低限度の生活を営む権利を有する」という憲法二五条ベースの日本医療を守ろうとするとき、佐久総合病院が医療技術を「協同化」して分かち合うことで長寿と医療費削減を達成していることの意味はとても大きいだろう。

医者だけではダメ、予防医療のプロを増やせ！

長野県のやり方をみると、平均寿命ナンバーワンと、老人医療費削減実現の舞台裏には、もう一つ重要なキーパーソンの存在がある。

「保健補導員」だ。

今でこそ長寿県を誇る長野だが、実は昭和三〇年代には脳卒中死亡率全国トップレベル、なかでも佐久市は最悪だった。

これは大変だと、佐久では一九七一年に保健補導員会を立ち上げ、一人の保健補導員が三〇から五〇世帯を担当し、減塩、食生活の改善、部屋暖房と体を動かすことの四つをひろめ始める。

四四年経った今、延べにすると市民の五人に一人が保健補導員経験者となる佐久市は、見事に平均寿命全国トップ、老人医療費と寝たきり老人・認知症率は驚くほど低く、高齢者就業率が全国一で、住民が「地域の医療に満足」という快挙を成し遂げている。

前述した色平医師は、世界最速のスピードで高齢化する日本の未来について、こう語る。

「高齢化を医療技術でなんとかできる、という時代はすでに終わっています。認知症をはじめ、今後も治せない病気がどんどん出てきますから。医療技術の専門家である医師には、残念ながら、超高齢社会の実像は見えていない。佐久市をみてください。高齢化が急速に進む地方では、特殊な高度医療よりも『すきな人とすきな所でくらしつづけること、この願いを支える医療としくみ』が大切なのです」

〈予防医療〉〈治療〉〈福祉〉の三つを事業として組み合わせた成功モデルとして、佐久市には毎年世界中からたくさんの人々が視察に訪れる。

「ここにははるか昔から日本に存在している、〈協同体〉の精神が残って生きている。この〈おたがいさま、おかげさまで〉の心持ちこそ、今後の日本がしあわせな超高齢社会のモデルとして世界の国々のお手本になるための、大切なヒントなのかもしれませんよ」

オバマケア成立後、民間医療保険会社の支配から脱出し、間に保険会社を入れずに直接支払い型で診療をし始めたかかりつけ医たちの言葉がよみがえる。

「医師が人間らしく働ける規模で、患者さん一人一人をしっかり時間をかけて診るんです。病気だけでなく、目の前の人間を、その人の生活スタイルや家庭環境、働き方や食生活なんかもあわせて、人間関係を作ってゆく。そうやって患者さんと深めていった人間関係を通して、今度は地域全体を診るんです。地域の中のいろんな人が、診療所を中心に連携してゆく。そうやって医師と診療所が、地域コミュニティを支える核になれたらいい」

そして統計的にも、予防医療は医療費を大幅に下げる、一石二鳥のやり方なのだ。

給食で医療費を下げる!

成人してから病院にかからずにすむように、患者である私たちの側でできる最大のことは、おそらく子どもたちの食生活だろう。

「給食革命」という言葉で一躍有名になった自治体がある。

東京都足立区の近藤やよい区長が「おいしい給食プロジェクト」を始めたきっかけは、ある保護者からの一言だったという。

「区内でお子さんが転校して、今までは美味しい美味しいと食べていた給食を、転校先の学校ではだいぶ残しているらしいというんです。それで、区内の学校の給食でそれほど違いがあるのでしょうか？　というご質問を頂いたんです」

同じ予算で同じように調理されている給食に美味しいまずいなんてあるわけないと思っていた近藤区長だったが、調べてみると学校によって食べ残しの量に大きな差があることがわかったという。

さらにいろいろ調べてみると、どうも単なる味の問題だけではないらしい。

残すと先生にしかられた昔と違い、今はそんなことをしたらすぐに保護者から、やれ「体罰だ」「好き嫌いも個性だ」などとクレームが来る。残さず食べるという指導ができなくなっているのだ。

そこで近藤区長は、まず一校に一人いる栄養士の意識改革に取り組んだ。

「いや、それは大変でしたよ。だって一校に一人しかいない食の専門家ですから、プライドもありますし、今まで誰にも文句を言われるようなことはなかったですからね。でもまず毎日の食べ残し量を測って、毎月報告してもらうことから始めたんです」

区長は持ち前の行動力とスピードで、改革を進めていった。

「足立区おいしい給食推進委員会」を作り、栄養士と保護者、学校長、大学の教授、医者、給食業者に参加してもらい、栄養があって、子どもたちが残さず食べたくなるような給食メニューを、全員でとことん話し合ってゆく。

足立区で考えた「美味しい」という定義は、単なる味ではないという。

「マナーとか、生産者に対する感謝とか、そういったところも含めて子どもたちに教えて、楽しく美味しく食べていく。この時間が実はすごく重要で、不登校気味のお子さんに、〝給食だけでも食べにおいで〟と校長先生が指導したら学校に来てくれたという例もあったのです」

子どもにとっての昼ご飯は、大人の三食中の一食とはまったく意味が違う。

近藤区長はそう考えた。

共働きが増えた今、子どもたちにご飯を作ってあげたくても時間がない親たちは出来合いの総菜を食べさせてしまう。買ってきたものの濃い味付けに慣れてしまった子どもたちは、本物の美味しさを感じられなくなってしまうだろう。

だからこの取り組みを始めた当初は、栄養士の方からも「食べ残しを減らしたければ味付けを濃くすれば良い」という反論が出た。濃い味に慣れた子どもたちにいくら天然だしでとったメニューを出しても、味付けが薄くてまずいといわれるのがオチだと言う。

だが区長はあきらめなかった。

天然だしをとり、食材にこだわり、地域の農家と契約することで地元でとれた野菜を使う。これなら予算を変えなくても、前と同じで十分できる。とにかく〈本物の食〉にこだわり続けた。

変化は意外な場所からやってきた。

「驚きました。久しぶりにおいしい給食推進委員会に出席したら、一番最初に抵抗した栄養士の表情がすごく明るくなっていたんです。学校で子どもたちから〝今日のスープ美味しかったよ〟と声をかけられるようになったと。頑張れば頑張っただけ、子どもはちゃんと答えてくれるんだという実感が、栄養士さんたちを奮い立たせたんです」

学校側のリーダーシップも不可欠だ。

食べることが子どもたちの心と身体にどれだけ影響を与えるのかを、校長と教師、栄養士がしっかり話し合い、生徒の親たちとしっかり情報交換する。

担任の先生が給食の時間に教室に入って、

「○○ちゃんは○○が苦手だったのに、今日はよく食べるね」

と声をかけ、子どものやる気を引き出してゆく。

栄養士たちが毎日のメニューのポイントを親たちに伝えれば、家では親と子どもたちとの間で「食」についての会話が生まれる。そこでは親が子どもに教えるのではなく、本物の美味しい給食を食べてどんどん変わってゆく子どもたちが、親たちの食への考え方を変えてゆくのだ。

「子どもたちはどこへいっても、足立区の給食は最高だと言ってくれる。実はこれは、子どもたちの自己肯定感を高め、住んでいる足立区に対する誇りをもつことにつながっています」

給食革命を起こしてから、足立区の子どもたちの肥満は確実に減っているという。

「足立区は残念ながら、二三区内で糖尿病の医療費がトップ、寿命も国や都の平均より二年から三年短いんです」

今政府の中では、全国に二八万人の患者を持ち、年間一兆円の医療費がかかる人工透析を公的保険から外し、自己負担にせよという話が出ている。この計画に誰よりも胸を熱くさせているのは、一兆円市場の新ビジネスに参入したいアメリカの透析産業とその株主である投資家群だ。

私の父は晩年人工透析のお世話になった患者の一人だ。

だが糖尿病は、子どもの頃からの食生活と生活習慣でかなり防止できる病気の一つだ。そういう意味では、財政論だけで白黒をつけるのではなく、足立区の試みのように、行政が子どもへの食育を通して大人の食に対する意識を変革していくことで、根本的な解決になる部分が大きいのではないか。

食生活と「健康」をリンクさせ多くの国民が当事者としてこの問題を考え始めた時、表示方法があいまいな食品添加物と、それらの身体への影響が、実は無関係ではないことがわかるだろう。医療政策の議論を財政だけで語らせている限り、〈国民の健康〉という本来の目的からはそれてしまう。

近藤区長の成功例が示すものは、日本の医療の未来を明るく照らす一つの指針になる。

「まず子どものうちから自分を健康にするためには何が必要なのか、舌と知識を教育していくということが、長い目で見れば足立区民の健康や寿命を改善してくれる。それが結局はこの国の医療費抑制につながると、私は信じています」

国の責任転嫁を逆手にとろう

第一章でも書いたように、日本の国民健康保険は「社会保障」なので、皆保険体制を維持するために保険料を払えない人への保障をするのは本来国の責任だ。

だが政府はそこに対応する代わりに国庫負担をどんどん減らし、責任を各自治体に押しつけて「もっと取り立てを強化しろ」などと指示している。自治体側は仕方なく一般会計から国保財源不足分を穴埋めしている状態だ。

この状態を放置していれば、一九八〇年代以降ずっと続いてきている「医療費は国のお荷物」「医療費を削減しなければ医療制度はもたない」といった論調が加速して、今後国民の自己負担はますます増えて、アメリカを筆頭に外資の医療保険会社や医療関連業界、海外投資家たちの参入に扉が開かれてゆくだろう。

「アメリカのような混合診療スタイルでＯＫ！」という側の人はそれでもいいが、今のように「いつでも誰でも保険証一枚で医療を受けられる」日本の皆保険制度を手放したくないならば、できることはまだいくつか残っている。

国民健康保険は地方自治体が保険者として運営しているため、保険料の決め方はそれぞれの地域によって結構違う。

同制度の核である「憲法二五条の精神」に沿って保険料を払えない人に対し極力減免措置をとろうとする自治体もあれば、保険料を滞納する人に窓口負担一〇割の「資格証明書」（国保負担分は申請しないと払い戻されない）をどんどん発行する所もあり、地域によって温度差があるのだ。

この差はどこから生まれるのだろう？

自治体問題研究所理事の長友薫輝氏は、著書『長友先生、国保って何ですか』の中で、それは「住民と自治体の関係」に尽きると言い切っている。

自治体の国民健康保険に対する考え方と、住民の医療や健康に対する関心の高さとその地域への参加のレベルによって決まるという。

確かに、税金を払っている地域の役所が、自分と家族の医療や健康を守るためにちゃんと仕事をしているか、地域住民として自分たちが受ける権利については十分に情報が知らされているかなど、当事者として関心を持った住民が日ごろから自治体の姿勢をチェックし、何かあれば積極的に質問や意見を伝えにいく自治体と、「健康や医療のことはよくわからないから役所におまかせ」という住民が住む自治体では、当然その結果に差が出てくるだろう。地方自治体の職員のなかには、住民の暮らしを良くするために一生懸命な人や、勉強熱心な人もたくさんいる。そういう人たちが中央政府や組織の中でつぶされてしまわないように、住民が励まし、感謝し、背中を押すことも、まわりまわって自分たちの暮らしを良くすることにつながってゆくだろう。

第三章で紹介したバーバラもまた、自分の住む地域の自治体公務員や自治体議員とのつながりを深めることの大切さを強調していた。

「公務員を敵にすれば逆に不利になることに気づかなければなりません。業界の政治への影響力がここまで肥大した今、小さいレベルでひっくり返してゆくことが実は近道なのです。水に小石を投げて広がる輪のように拡大していく全国各地の声は、やがて大きな中央政府を揺さぶるでしょう。そして何より、私たち自身の中に、自分たちの住む社会は自分たちで作るという当事者意識が高まり、無力感を吹き飛ばす力になるのです」

そしてもう一つ、考えてみてほしい。

私たちの暮らしを担う、市町村議会議員、区議会議員や都道府県議会議員、いったいあなたは何人の顔と名前が一致するだろう？

国民皆保険維持の責任は国にあるものの、制度上の細かい事項についての決定権は地方自治体にゆだねられている。ならば関心を持ち、自分の住む自治体の運営状況について正確な情報を集め、自治体職員や自治体議員に直接話をしに行って、チームになるのも悪くない。自分や親や子どもたちの健康を守るための制度なら、十分やる価値はあるはずだ。

今うたわれている「医療の危機」をチャンスに変えて、社会を作る側に参加するのだ。

かしこい患者が医療を救う

どんな人物が相手でも妥協せず真実を徹底的に追求するジャーナリストだった私の父は、最後に入院した時は一八〇度チェンジした。

担当医師が何を説明してもうなずくだけで、いつものように歯に衣着せぬ質問癖はどこへやら。挙げ句の果てに、最後何かありますか？　と聞かれてこんな風に答える始末だ。

「先生を信頼して何もかもお任せします。あっ、でも絶対に殺さないでくださいね」

〈ダメだこりゃ……〉

アメリカで取材した医師たちからも、患者が何もわからないまますべて医師に丸投げというのは医師と患者の関係にとって決して良いことではないと釘を刺された。

ニュージャージー州エセックス病院の内科医マーク・ロイドは、患者には自分の身体や病気のこと、医療制度の基本的な仕組みくらいは知っていてほしいという一人だ。

「もちろんそのほうが自分たちの健康を守れるということもありますが、医療制度について少しでも関心を持ってくれていたら、医師に過剰な要求をしたり、逆に無防備にもならないでしょう。保険会社や製薬会社にいいようにカモにされるのも、患者側が薬や医療制度にまるっきり興味すら持たないからつけ込まれるのです。

それになぜ私たち医師がこんなに過剰に忙しいか、その理由をほんの少しでも患者さんが知ってくれたら、三分診療の原因が医師ではなく別のところにあることを理解してくれたら、お互いに敵同士にならず、ともに良い医療を考えられると思うのです」

それを実現した病院が日本にある。

兵庫県立柏原《かいばら》病院だ。

二〇〇七年四月。

それは一人の小児科医についての、ある新聞記事からはじまった。

病院に二人しかいない小児科医のうち一人が院長に昇級し、残った一人の医師が、これ以上の負担に耐えられる自信がないから病院を辞めるという。

たちまち同地域の子どもを持つ親たちの間に、怒りと不安が広がった。

〈うちの子を診るお医者さんがゼロになってしまう!〉

だが記事を書いた新聞記者が親たちの本音を聞こうとして開いた座談会の席で、一人の母親が涙ながらに語ったのは、柏原病院の小児科医がいかに過酷な状況で働いているかということ、それでも子どものために身を犠牲にして寝ないで全力をつくしてくれたという体験談だった。

その話は、まだ子どもが一度も柏原病院にお世話になったことがない他の母親たちにも衝撃を与え、医師の悲惨な労働環境を知り、不満ばかりを口にして、夜中でもおかまいなしに「コンビニ受診」をしていた母親たちは、自分たちの態度を深く反省したという。

だが、一度気づきを得た女性というのは想像を超えて行動が早い。

今まで子どものために一生懸命やってくれた先生へのお返しとして、自分たちには何ができるだろう?

そう考え「県立柏原病院の小児科を守る会」を立ち上げると、まずは署名活動を開始する。

女性特有の行動力と口コミ力で瞬く間に五万筆を超える署名を集めると県へ提出、だがお役所の反応は鈍い。

誰かが変えてくれるのを待っていてはらちがあかない。

しびれを切らした母親たち、今度は自分たちが変わることで先生のために何かできないかを徹底的に話し合う。

そこでまずは、医師の過剰労働の元になる「コンビニ受診」をやめることに決めた。

例えば、大したことがないのに夜間の外来に行くと、そのしわ寄せは勤務医にのしかかるうえに、本当に診療が必要な重症患者の時間を奪ってしまう。これを解決するためには、この症状なら病院、この程度なら診療所と、母親である彼女たちが判断し、使い分けることが必要になる。

そこで子どもに多い症状の一覧表を作った。

これをみれば、大抵のケースと対処の仕方が一目でわかるというわけだ。

一人の母親は言う。

「子どもの病気とその対処の仕方なんて勉強したのは初めてでした。マタニティクラスは子育てのノウハウは教えるけれど、病院や医師、病気とのつきあい方は教えてくれない。考えたら、自分が学生の時も、学校では病気について教わるチャンスはなかったように思います」

いのちの教育を子どもの頃から学校ですることによって、医療は他人事でもいざ自分が病気になった時にあわてるものでもなく、社会を支える重要な制度設計として、国民が主体的に参加できるようになる。

ヨーロッパでいくつかの国が窓口負担をゼロにできる理由の一つは、国民の医療への関心がとても高く、政治を通してしっかり自分たちの国の医療制度の予算や方向性をみているからだ。

日本医師会の今村聡副会長は、学校教育が医療全体に与える影響は決して小さくないという。

「医療を財源論の数字だけで語ることには無理があります。まずはベーシックな知識を学校で教えるべきでしょう。医療機関が、そもそも外に利益を出してはいけない〝非営利〟であるということすら、一般の国民は知らない。消費税が上がると医療機関の持ち出しが増えて赤字になることも全く知られてない。少なくとも〝年金制度〟〝健康保険制度〟については、その理念からしっかり学校で教えるべきです」

「教育にそれが欠けていることで、日本の医療が受けるマイナスの影響とは何でしょうか?」

「国民皆保険は、もともと共同体の精神から生まれた制度です。助け合い分かち合う共同体を中心に発展してきた日本の良さが、それをちゃんと伝えないことで、どんどん薄れていっている。自分さえ良ければという個人主義・弱肉強食の考え方しか教わらなければ、子どもたちはどうして病人や高齢者や障害者の医療費を払わなきゃならないんだ、自己責任でいいじゃないかとなってしまう。今後国民皆保険制度を維持してゆくために、医療制度の成り立ちやそこに横たわる精神をしっかり教えてゆくことが、何よりも重要になるでしょう」

世界がうらやむ国民皆保険制度。

その価値は、誰もがいつでもどこでも低額で一定レベルの治療を受けられる、ただそれだけだろうか。

強欲資本主義が行き過ぎて、いのちを「商品」にしたアメリカが半世紀かけて失ったもの。

行き着くところまで行ってしまい、原点に戻ってそれを再び取り戻そうとしている医師たちやキリスト教信者や、政治家や母親たち。

誰もがこの世に生を受け、ほんの少しの間同じ時代を生きて、そして死んでゆく。その普遍的な営みを、貴び、お互いさまの心で助け合ってゆく。

それははるか昔から、私たち日本人のＤＮＡに刻まれてきた、〈協同〉の精神だろう。

そして今村医師が言うように、大人である私たちは、次世代にその宝物をしっかりと手渡す義務がある。

伝えないまま、移り行く時代の中で忘れられてしまうには、余りに貴いものなのだから。

結局柏原病院の小児科は、母親たちの気づきと行動、熱心な勉強と医師たちへの感謝によって消滅の危機をまぬがれた。

柏原病院小児科外来の窓口には「ありがとうポスト」が設置され、親たちや子どもたちから小児科医への感謝のメッセージが入れられるようになっている。

集められたメッセージは壁の掲示板に張り出され、いつでもみられるという。

小さく動いて、大きく勝つ！

業界とウォール街に買収されつくしたアメリカ連邦議会に歯が立たないと判断したアメリカ国民が、住んでいる地域の自治体からアクションを起こしていくやり方は、日本でも十分使えるだろう。

例えばＴＰＰ前に、内側から国民皆保険制度を切り崩す「国家戦略特区」。

これを放置すれば完全に外資系企業や投資家に日本が食い尽くされること間違いなしだが、実はまだやりようがある制度でもある。国家戦略特別区域法という法律自体は国会で成立したものだが、実施するのはそれぞれの地方自治体だからだ。

だから自分の住んでいる地域で、例えば東京なら、東京都知事に権限があるため、自分の地区の都議会議員に働きかけることができる。

多くの人は、都議会議員が何人いるかも、誰なのかも全く知らないだろう。都議会選挙もほとんどの有権者が無関心のため、投票率は非常に低い。でも都議会で採決する際に、彼らは私たち都民の代わりに一票を投じる権利を持っている、つまり代理人なのだ。

月収一〇二万円に、定例会は年間四回、これだけではもったいない。

この際、しっかり仕事をしてもらおう。国会議員と違い、地域住民と距離が近い彼らは、国会に行くよりも、直接会える確率もずっと高くなる。

〈国家戦略特区で医療の規制がどんどん取り払われているが、これが全国に広がったら、国民皆保険はどうなるのか?〉

〈混合診療を知っているか?〉

〈薬の値段が跳ねあがって、公的保険でカバーしきれなくなれば、ここぞとばかりに参入してくる外資系医療保険に加入することになるだろう。いのちの沙汰も金次第の社会になることを、どう思うのか?〉

〈そうなったら医療費が払えない人が生活保護に入るようになり、この自治体の福祉予算を大きく圧迫することになるが?〉

〈国家戦略特区でとっぱらった規制は、その後TPPが来た場合、永遠に固定化されることをご存じでしょうか?〉

などなど。

おそらく都議会議員の大半は、こうした情報を初めて聞くことだろう。

だが、せっかく選挙で選んだ大事な代理人なのだから、私たち住民の側が大切に育てて、私たちの暮らしや制度をしっかり守ってもらおう。少なくとも、野放しに放置して税金で食べさせているよりは、ずっと価値がある。

自治体議員の選挙にお金を出している大口献金者に会いにいくのも有効だ。

地域の中小企業だったりして、話がわかる社長が出てきたら最高だ。

私たち一人一人が、「企業ロビイスト」ならぬ、「市民ロビイスト」になって、何が起きているのかを知らせよう。同じロビイストでも一パーセント側はお金のために、こっちはお金で買えない、共同体や子どもたちの未来や、幸せに生きられる社会のために動くのだ。

議員たちも人間なので、こちらが眼を吊《つ》り上げてまくしたてたり批判ばかり並べたらいやがるだろうが、そこは企業ロビイストのテクニックを拝借してスマートにやろう。

おいしいお菓子でも食べながら、わかりやすい言葉で穏やかに話すのだ。

彼らが日々地域のために働いてくれていることを、住民として感謝する。

そして、自分たちの住んでいる社会を必ず良い場所に変えるんだという情熱をもとう。企業ロビイストが、利益を上げることにたゆまぬ情熱を持ち続けていることをお手本にして。

大事なことは、せっせと働きかけることを止めないこと。彼らと人間関係を作ってゆくことだ。

小さくやることとは、小さな達成感を積み重ねていくことにもつながり、私たちがアクションを持続させるためのパワーもくれるはずだ。

それでも都議会議員たちが今ひとつ力不足だなと思ったら、思い切って自分たちで立候補してしまえばいい。国会議員に比べて、自治体議員のハードルはそんなに高くないからだ（ホント！）。

足立区の近藤やよい区長のように、給食革命を起こすのだ、という信念を持って出馬して当選し、地域を大きく良い方向に変えた成功例もある。そして、ひとつの地域でプラスの結果を出せば、情報拡散技術がやまほどある今の時代、あっという間に全国に広がり、別な場所で住民たちに希望を与えるだろう。

そうやって、小さく始めたアクションを、水に投げた小石が広げる輪のように日本全国に拡大して、国全体を変えてゆく方法もある。地方自治体には盲点が多くあり、実はまだまだやれることがたくさんあるのだ。

もう一度言おう。

国家戦略特区は、国民皆保険制度を形骸化させ一儲けしたい人々にとって強力なツールだ。

だが、自治体レベルで実施する制度のため、まだストップさせるチャンスはある。

今、世界中をみわたせば、同じように一パーセントの拝金主義と地域レベルで闘う九九パーセントの人々がみえるだろう。彼らの姿は教えてくれる。市民ロビイストの力が、決してあなどれない存在であることを。

総理、医療を成長産業にしましょう！

安倍総理がいま情熱をもって取り組んでいること、それは医療を成長産業にするというアベノミクス「第三の矢」だ。

大いにやってもらいたい。ただし、海外投資家たちが期待に胸を膨らませている、日本を使い捨て市場にする形ではなく、私たちの国益になる形でだ。

アメリカにはない憲法二五条をベースにした、世界が嫉妬する国民皆保険制度。

佐久市を筆頭に各国から視察団が途絶えない、〈協同〉の精神を残しながら医療費を下げ寿命を延ばす地域医療。

医師数が少ないなか、身を粉にして昼夜働き、皆保険制度を支え続けてきた献身的な医師たち。

実は世界にひけをとらない高度な医学と技術力。

このようにちょっと数えただけでも、日本には素晴らしい材料がやまほどある。

安倍政権が「地方創生」をかかげたいまこそ、医療が重要なキーワードになってくる。

政府の社会保障審議会メンバーで、中央大学の宮本太郎教授は、この可能性についてこんな風に語った。

「地域経済をどうやって維持していくか。大企業の工場誘致など、製造業が地域創生をになっていた時代が終わりを告げたいま、医療こそが地方創生の救世主になりうるのです」

宮本教授がそのモデルケースとしてあげたのが、千葉県鴨川市、館山市の亀田総合病院のグループだ。

地元を愛する医師一家によってたてられ発展してきたこの医療グループは、鴨川市の雇用の一割以上を創出し、地域の屋台骨になっている。

内装はセンスよく豪華にしつらえ、医療ツーリズムを狙って東京駅からも専用シャトルバスを運行させる。アジアの他の国からも、患者が質のいい日本医療を求めてやってくる。だがビジネスに徹しているのではない。他方で地域の中の困窮者支援を展開、無料低額診療を積極的に行い、地域内での所得再分配のしくみを循環させている。

困窮者に関しては自治体と連携し、退院後の患者の生活支援までパッケージで面倒を見る体制だ。

「外からやって来て、儲けるだけ儲けて去ってゆくという形ではなく、あくまでも地域への愛情がベースになって、地域内の雇用や所得再分配に貢献することで、地域全体を活性化してゆく。亀田病院はその核になっているのです。これは、日本全国の地域で、それぞれの地域の特色を大切にしながら適応してゆけば、医療を通した地域創生モデルとして、大きな可能性を秘めていると思いますね」

医療がビジネスになる。

これだけ聞くと、いのちの沙汰も金次第のアメリカを連想してしまうが、ビジネス化の方向と守るべきものを間違えさえしなければ、未来への選択肢になるだろう。

実は学者だけでなく現役医師からも、医療を成長産業にという声が出ている。

前述した岩手医科大学の小川彰学長は、一九八五年のMOSS協議以降、海外の医薬品や医療機器に比べ不当に高い承認ハードルを設けられてきた日本企業に対し、その技術力を生かしフェアに競争できる環境を日本が整備することこそが国益にかなうと主張する。

「日本の技術力と高度な医学・医療が結びつけば、医薬品・医療機器産業は日本の総医療費を捻出できるほど大きな市場規模を持っている」(「MEDIX」Vol.53)

済生会栗橋病院の本田宏医師は、医師のみならず医療チームの人員を増やすことを提案する。

「実は医療は、この不況下にたくさんの国内雇用を生み出す成長産業になれるんです。日本では医師不足もあり、私のような外科医が一人何役もやって過剰労働になっていますが、アメリカには医師を支える医療スタッフがたくさんいます。例えば医師の監督下で手術や薬剤処方などを行うＰＡ（Physician Assistant）と呼ばれる専門職や、ちょっとした医療行為まで許可されている特定看護師であるＮＰ（Nurse Practitioner）といった人たちがいて、チームで医療をやっている。専門医もたくさんいるので麻酔は麻酔医がちゃんとやる。

私のように外科医が麻酔をかけるよりずっと安心ですよね。

チーム医療の良いところは、一人の医師に過剰に負担がかからないし、患者へのケアもきめ細かくなるし、安全性も向上する。そして何よりも、病院が地域でたくさんの雇用を提供できるのです。こうした専門スタッフを育成するための教育機関を国のお金で整備する。そして一人前になった彼らがちゃんと生活していけるような報酬体系を組むことです。

医療産業を儲けさせる行為をしないと点数がつかない、今の診療報酬体系も見直すべきでしょう。けれど、正しい方向でちゃんと国が進めれば、日本は経済成長もできて医療問題も解決できるという一石二鳥の政策になる。そうなったらキューバのように、世界に胸を張って医師や医療を輸出すればいいんです。武器や原発を輸出するより、ずっと尊敬されると思いますよ」

そう、キューバの「医療外交」は世界中から注目されている。

アメリカからの経済制裁で苦しめられているキューバは、後ろ盾だった旧ソ連の崩壊後も、乏しい国家予算を国民の健康を守るための地域医療に投資している。

革命後、キューバは国内全地域にかかりつけ医を配置し、医師と看護師が各地域住民の健康・予防・治療の三点セットを担当するシステムを整備した。必要があればそこから専門医のいる病院などに紹介される。「国民は治療を受ける権利がある」と書かれた憲法五〇条にそって、治療はすべて無料。だが担当医が地域住民の生活を丸ごと把握しているため、早期発見・早期治療で医療費は先進国よりずっと低く抑えられている。経済制裁によって輸入が制限されている医薬品の生産は自国内で行い、完全無料の医科大学を設立し、国内外の医学生に開放した。

こうした政策の結果、キューバは低い国民所得で先進国並みの平均寿命と高い医療水準、なおかつ医療費は先進国よりも低いという、三大快挙を成し遂げた。

旧ソ連崩壊前は、経済的援助と引きかえに「兵士」を紛争地へ派兵していたキューバ。

だが「医療外交」に切りかえて以降、世界中の国々や被災地に送られるのは、兵士ではなく自国で養成した医師たちだ。

現在五万人のキューバ人医師たちが世界六六か国に派遣され、政府はその見返りに、石油を安く輸入したり、さらに年間八〇億ドル（八〇〇〇億円）の外貨を稼いでいる。やがてこの「医療外交」は、南米の他の国々と連携し、アメリカ型資本主義にノーを言うほどの国力となった。

医師たちが自国の医科大学で教わる、「地域に入り地域に帰る」という志は、かつて長野の若月俊一医師が提唱した地域医療の根幹と同じものだ。だがキューバの例はそうした「理想」を政治が後押しすることで、医療がその先にある国家の自立につながる力になること、そして「財源不足問題」は何を優先し予算配分するべきか、為政者の方針次第でいかようにもできることを世界に向けて体現した、新しいモデルケースなのだ。

二〇一四年一二月。

アメリカ政府は、半世紀以上断絶していたキューバとの国交正常化を宣言。アメリカと日本のマスコミがこの決定を賞賛するなか、オバマ大統領ははっきりとこう言っている。

「この五〇年間で明らかになったのは、〈孤立化〉に効果がなかったことだ。そろそろ新しい手法をとるべき時期だ」

アメリカがこの国交正常化に課した条件の一つである〈外資によるキューバ国内への資本投入〉には、キューバが今後巻きこまれるだろう、マネーゲームの存在が見え隠れする。医療財源がないなかで、医療を持続可能な形で成長産業にしたキューバは、これからどう変わってゆくのだろう。それはまるで合わせ鏡のように、日本がこれからどちらの道を選ぶのかを、私たちに問いかけてくる。

総理がよく使う言葉、国際貢献の意味とは何だろう?

前にイラクの小児科医アル・アリ医師を取材した時に言われた言葉をふと思い出した。

〈日本には世界一の被ばく治療がある。どうかイラクのために自衛隊でなく医療を、医師を、薬を送ってください〉

＊

日本がこのように方向転換するためには、政治家に働きかけるだけでは間に合わない、国民の医療に対する意識改革が急務だとして、本田宏医師は二〇一五年三月をもって外科医を辞める決心をした。

「いまの日本は、国民皆保険制度をはじめ、貴いものを守る代わりに、ないがしろにして外国に安く売り飛ばすような、間違った方向に進んでいます。医師たちは忙しすぎて、なかなか政治のことを考える余裕がない。そして一部のものたちの権力や金銭欲のために国を誤った方向に引っ張ろうとしている連中が、政策決定の中枢にいる。でも私が何よりも危惧するのは、ごく普通の人々の無関心です。これが変わらなければ、いくら権力側に働きかけても国は動かない、そして普通の人々の無関心こそが、放っておけば国を滅ぼしてしまうのです」

これからはメスを握る代わりにペンの力や自ら呼びかけてゆくことで、国民を啓発してゆくつもりだという本田医師。へこたれそうになると、福島県人らしく自らに向かって「ならぬものはならぬ」と言葉をかけ、前に進む力を得るという。

最速で高齢化する日本の行く末を、同じ高齢社会問題を抱えて悩む世界中がじっとみつめている。

経済成長という旗を振りながら、医療を「商品」にし、使い捨て市場となるのか。世界一素晴らしい皆保険制度と憲法二五条の精神を全力で守り、胸をはって輸出してゆくのか。

それは単なる医療という一つの制度の話ではなく、人間にとって、いのちとは何か、どうやって向き合ってゆくのかという、普遍的な問いになるだろう。

「マネーゲーム」ではなく、私たち自身の手で選ぶのだ。

あとがき――この本を読むことなく逝った父へ

なぜだろう。人生の時間は時にゼリーのように揺れ、自由自在に濃度を変える。この本を書くきっかけとなった、父との最後の三か月。あの短い期間に濃縮されたものが、季節がめぐり五回目の春がきた今も、私を静かに揺さぶってくる。

昭和ひと桁生まれで、仕事では妥協しない猛者でありながら、家族への愛情には人一倍不器用だった父。帰国してジャーナリストになると告げた時、「自力で名前をあげなさい、俺の名は絶対に使うな」と言われた。その後、派遣社員をしながら何度もアメリカに渡り、たくさんの人々を取材し、一三年必死に書き続けた。肩ひじ張っていた娘は、父に認めてほしかった。その先に、失われた父と娘の時間もあるような気がしていた。

だから父の容態がどんどん悪化していった時、焦った私は一生懸命病気について調べ、何とか父の寿命を延ばそうと必死になった。

父は絶対に助かるはずだ。新しい薬、最新の医療技術さえあれば、お医者さんたちが全力を尽くしてくれれば。

私は父のことで話をしたいのに、担当医が病院でめったにつかまらないことに腹を立てていた。たまにやっと会えたかと思うといつも疲れた顔で、検査結果の数字について同じ説明を繰り返す。

〈臓器の話をしてるんじゃない、これは私の父なんです〉

顔色の悪いその医師に向かって何度もそう叫びたくなりながら、日本の医療はどうしてこうなってしまったんだろうと、悲しくなったのを覚えている。

ある時一人の看護師さんから、その先生が何日も家に帰っていないことを聞いた。まともに食事もとらず、長いこと息子の顔もみないまま、連日働き続けているという。

アメリカの医師は、過剰な労働時間とストレスから、常に自殺率の高い職業ランキングのトップにいる。あの頃アメリカの医療現場を何度も取材していたにもかかわらず、自分の父親のことで頭がいっぱいだった私は、日本の勤務医の過酷な労働状況にまで気が回らなかった。そういえばあの担当の先生は、面会時間が過ぎた遅い時間に私が父に会いに行っても、黙って見逃してくれていた。先生自身が、家族の顔をみる時間がないほど忙しく働いていていただろう、あの時期に。

「国民皆保険制度を守ってくれ」という父の遺言から五年、前作に次ぐこの本を書き上げた今ならわかる。父が危惧していたものは、国民皆保険という制度そのものではなく、その礎である「寄り添い、共に生きる」という精神、日本に昔からある、目に見えない価値観が失われることのほうだった。それはまた、ジャーナリストなら死んでも失うなと、父が常々言っていた、「他者への想像力」とも、深く通じている。

世界を舞台に加速する巨大なマネーゲームは、私たちから人間性や想像力、他者への思いやりや、人とのつながりをいとも簡単に奪ってしまう。

拝金主義にかられた一握りの人々によって、あらゆるものがその価値を数字で測られ、画一化された市場の「商品」にされてゆく世界に、私たちは生きている。効率良く利益を生まないものが平気で切り捨てられるなか、繁栄と幸福をもたらすはずだったグローバル化の下で、なぜ医師たちが、次々に心身を病んでしまうのか。その核である精神を忘れ、現場からの声なき声に耳を傾けずにいれば、世界が羨む日本の皆保険制度もまた、持続できず滅びてゆくだろう。

すでにいのちが「商品」にされたアメリカの医師たちも、日本で取材した医師たちも、前作を読んで手紙をくれた、医療・介護に携わる大勢の人々からも、聞こえてくるSOSは共通している。

「人間として、人間を助けたいんです」

取材を終えて気づかされたことが二つある。どれだけ他国が羨む制度を持っていても、その価値に気づかなければ簡単にとられてしまうこと。そして、失うにはあまりにも惜しい宝物が、ここ日本にはまだたくさんあることだ。無知と無関心が、手の中に負けのカードを増やしてゆく。だが日本はまだ間に合う。貴いものを守ろうと決めた瞬間から、私たちの未来は未知数になるからだ。

この原稿を書いている窓の外を、父が逝った朝と同じ真っ白い桜が舞っている。大切なのはどれだけ延命するかでも、どこで死ぬかでもなく、死ぬまでの時間をどう生きるのか。そうやって目に見えないものを残し、大切な人が去った後も、いのちはずっとつながってゆく。誰もがそうやって生まれ、せいいっぱい生きて死んでゆく世界の中で、最速で高齢化するここ日本には、いのちを貴ぶ社会としてのロールモデルになってほしい。それがかなわぬ夢ではないと、この国の医療を支える多くの素晴らしい人々に教えられた。私たちは決して消費されるモノではない、心を持った人間なのだと。

あの時、身を粉にして働き、かけがえのない親子の時間をくれた担当の先生と看護師さんたちに、この場を借りて感謝をささげます。この本を書き上げるために日本そしてアメリカで協力して下さったたくさんの人々、尋常ではない忍耐力とアメとムチで私を支えてくれた落合勝人編集長はじめ集英社の皆さま、粘り強く丹念な校正をして下さった日本アート・センターの方々、いつもそばで勇気づけてくれる夫や家族、堤オフィスのスタッフ、友人たち。温かい励ましを下さる全国の読者の方々、巨大なゲームに立ち向かい、未来の選択肢を取り戻すと決めた世界中の仲間たちへ、心からの愛をこめて。

二〇一五年三月二八日　父の誕生日に

堤　未果

参考資料

Marcia Angell, *The Truth About the Drug Companies: How They Deceive Us and What to Do About It,* Random House Trade Paperbacks, 2005.

Carl Elliott, *White Coat, Black Hat: Adventures on the Dark Side of Medicine,* Beacon Press, 2010.

John Geyman, *Health Care Wars,* Copernicus Healthcare, 2012.

Sandeep Jauhar, *Doctored: The Disillusionment of an American Physician,* Farrar, Straus and Giroux, 2014.

Ulugbek Kurbanov, *Private Equity Investment in the Healthcare Sector,* LAP Lambert Academic Publishing, 2011.

William K. Black, "How the Servant Became a Predator: Finance's Five Fatal Flaws", *Huffington post,* March 18, 2010.

Gérard Duménil and Dominique Lévy, "The Neoliberal (Counter-)Revolution", *Neoliberalism: A Critical Reader,* Edited by Alfredo Saad-Filho and Deborah Johnston, Pluto Press, 2005.

Elizabeth Fernandez, "Low Staffing and Poor Quality of Care at Nation's For-Profit Nursing Homes", November 29, 2011, University of California San Francisco.

Kelly Kennedy, "Medicare costs for hospice up 70%", *USA Today,* August 7, 2011.

Ralph Nader, "Follow the hospital bills", *Progressive Populist,* Vol.18, No.4, March 1, 2012.

Jose Pagliery, "Obamacare website sends your data to private companies", *CNN Money,* January 21, 2015.
Robert Pear, "Harvard Ideas on Health Care Hit Home, Hard", *New York Times,* January 5, 2015.
Marc A. Thiessen, "Thanks to Jonathan Gruber for revealing Obamacare deception", *Washington Post,* November 17, 2014.
Koichiro Yuji, et al., "Forecasting Japan's Physician Shortage in 2035 as the First Full-Fledged Aged Society", *PLOS ONE,* November 30, 2012.
The Department of Health and Human Services and The Department of Justice, *Health Care Fraud and Abuse Control Program: Annual Report for Fiscal Year 2010,* January 2011, pp.1-2.
Congressional Budget Office, *Updated Estimates of the Effects of the Insurance Coverage Provisions of the Affordable Care Act, April 2014.*

阿部守一『長野県の長寿力』ワニブックスPLUS新書、二〇一四年
池上直己／J・C・キャンベル『日本の医療―統制とバランス感覚』中公新書、一九九六年
石塚雅彦訳『サッチャー回顧録』上下、日本経済新聞社、一九九三年
石飛幸三『家族と迎える「平穏死」』廣済堂出版、二〇一四年
伊関友伸『自治体病院の歴史―住民医療の歩みとこれから』三輪書店、二〇一四年
出河雅彦『混合診療』医薬経済社、二〇一三年
伊原和人／荒木謙『揺れ動く米国の医療―政策・マネジドケア・医薬品企業』じほう、二〇〇四年

色平哲郎『大往生の条件』角川ｏｎｅテーマ21、二〇〇三年
宇沢弘文／鴨下重彦『社会的共通資本としての医療』東京大学出版会、二〇一〇年
鎌田實『1％の力』河出書房新社、二〇一四年
鎌田實『命があぶない　医療があぶない』医歯薬出版、二〇〇一年
桜内政大編著『世界の医療機器市場―成長分野での海外展開を目指せ』ＪＥＴＲＯ、二〇一三年
長友薫輝／正木満之／神田敏史『長友先生、国保って何ですか』自治体研究社、二〇一三年
南木佳士『信州に上医あり―若月俊一と佐久病院』岩波新書、一九九四年
二木立『医療経済・政策学の視点と研究方法』勁草書房、二〇〇六年
二宮厚美／福祉国家構想研究会編『誰でも安心できる医療保障へ―皆保険50年目の岐路』大月書店、二〇一一年
日野秀逸／寺尾正之『「医療改革法」でどうなる、どうする』新日本出版社、二〇〇六年
広井良典『日本の社会保障』岩波新書、一九九九年
本田宏監修『なぜ、病院が大赤字になり、医師たちは疲れ果ててしまうのか⁉』合同出版、二〇一〇年
本田宏『本当の医療崩壊はこれからやってくる！』洋泉社、二〇一五年
水野肇『誰も書かなかった日本医師会』草思社、二〇〇三年
山岡淳一郎『医療のこと、もっと知ってほしい』岩波ジュニア新書、二〇〇九年
吉原健二／和田勝『日本医療保険制度史』増補改訂版、東洋経済新報社、二〇〇八年
若月俊一『村で病気とたたかう』岩波新書、一九七一年

若月俊一『予防は治療にまさる』(若月俊一対話集)旬報社、二〇一〇年
若月俊一/井益雄『高齢化社会の在宅ケア—佐久総合病院の実践』岩波ブックレット、一九九一年
若月俊一『医療に生きる』労働旬報社、一九八五年
京都府後期高齢者医療広域連合『後期高齢者医療制度のしくみ〔保存版〕』二〇一三年
厚生省編『医療機器・医薬品 日米MOSS協議—共同レポート』薬事日報社、一九八六年
厚生労働省編『厚生労働白書〈平成二六年版〉健康長寿社会の実現に向けて—健康・予防元年』日経印刷、二〇一四年
東洋経済新報社編『会社四季報 業界地図 2015年版』東洋経済新報社、二〇一四年
野村総合研究所『2020年の産業—事業環境の変化と成長機会を読み解く』東洋経済新報社、二〇一三年
水谷幸司「狙われる混合診療解禁—患者申出療養(仮称)がもたらすもの」『大阪保険医雑誌』二〇一五年二月号

第四回産業競争力会議議事要旨(平成二五年三月一五日)
http://www.kantei.go.jp/jp/singi/keizaisaisei/skkkaigi/dai4/gijiyousi.pdf
第一五回産業競争力会議議事要旨(平成二六年一月二〇日)
http://www.kantei.go.jp/jp/singi/keizaisaisei/skkkaigi/dai15/gijiyousi.pdf
第一回産業競争力会議雇用・人材分科会議事要旨(平成二五年九月一八日)

http://www.kantei.go.jp/jp/singi/keizaisaisei/bunka/koyou/dai1/gijiyousi.pdf
第二回産業競争力会議雇用・人材分科会議事要旨（平成二五年一〇月一七日）
http://www.kantei.go.jp/jp/singi/keizaisaisei/bunka/koyou/dai2/gijiyousi.pdf

＊サイト情報は二〇一五年四月九日時点のもの